Claus H. Bick
Hypnose

Claus H. Bick

# Hypnose

Redaktionelle Bearbeitung
Erika Marika Hauser-Bick

Ratgeber Ehrenwirth

Dieses Buch soll Ihnen helfen, gesund zu leben.
Es kann kein Ersatz für die Untersuchung
und den Rat einer erfahrenen Ärztin oder eines Arztes sein,
insbesondere wenn Sie krank sind.
Suchen Sie deshalb unbedingt
eine Ärztin oder einen Arzt Ihres Vertrauens auf,
wenn Sie das Gefühl haben, Sie sind nicht gesund.

ISBN 3-431-04032-2
© 2002 by Verlagsgruppe Lübbe GmbH & Co. KG
Internet: www.ehrenwirth.de
Redaktionelle Bearbeitung: Manfred Grauer, Fürstenfeldbruck
Umschlag: Zwischenschritt, Rainald Schwarz, München
Umschlagfotos: Getty Images, Deutschland
Satz: ew print & medien service gmbh, Würzburg
Druck: Eurolitho, Mailand
Printed in Italy

# Inhalt

# Einleitung

Das Wort Hypnose löst noch immer bei vielen Menschen ein Gefühl der Angst vor etwas Unheimlichem aus, Angst vor Zauberei, Magie, Humbug, Unwirklichem. Viele haben Angst, der Hypnotisierende könnte sie gegen ihren Willen in irgendeiner Weise beeinflussen. Stimmt das wirklich?

**Angstgefühle**

Mit diesem Ratgeber soll der Leser von einem der versiertesten Fachleute unserer Zeit auf dem Gebiet der Hypnose erfahren, was Hypnose wirklich ist und kann. *Claus H. Bick* ist Arzt und Gehirnforscher. Er entdeckte die physiologischen Abläufe im Gehirn während des Hypnosezustands, und vielen Lesern ist er nicht nur durch seine Bücher und Publikationen, sondern auch durch zahlreichen Beiträge im Fernsehen (»Sprechstunde«, Gesundheitsmagazine u.a.) und in Rundfunksendungen zu dem Thema Hypnose in der Medizin bekannt.

Den größten Teil seiner Arbeit, seines Schaffens und seines Lebens widmete *Bick* der Hypnose und ihrer Erforschung wie auch den Anwendungsmöglichkeiten zum Nutzen der Menschen, sei es in der Gesundheit, der Persönlichkeitsentwicklung, der Kunst oder im Sport. Bereits 1958 stellte der Harenberg Verlag in der »Chronik der

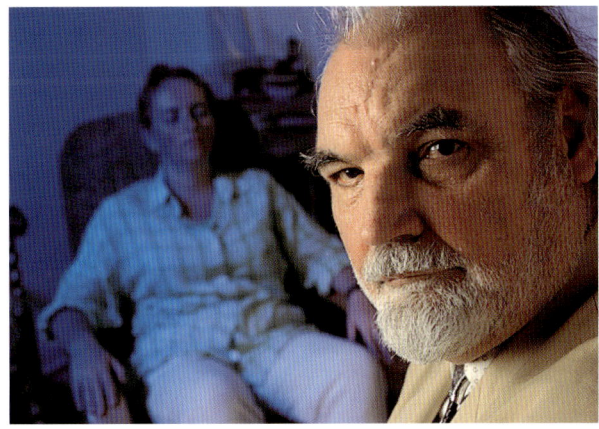

**Buchautor Claus H. Bick bei einer Hypnosebehandlung**

Medizin, 25 000 v. Chr.–1992« *Bick* mit der Hypnose und der Hypnosetherapie vor.

Bick veranstaltete auch viele nationale und internationale Kongresse. Er gehörte jahrelang als einziger europäischer Arzt und Wissenschaftler der Amerikanischen Akademie für Medizinische Hypnoanalyse *(American Academy of Medical Hypnoanalysts)* an. Er erhielt

**Academy of Hypnoanalysts**

viele nationale wie internationale Ehrungen für seine Forschungen und Tätigkeiten.

Begleiten wir ab der folgenden Seite nun den Autor *Claus H. Bick* bei seinen umfassenden Ausführungen zu dem hochinteressanten Thema Hypnose und Hypnosetherapie!

# Was ist Hypnose?

Die klassische Definition der Hypnose lautet: Es ist ein veränderter Bewusstseinszustand mit Einengung des Bewusstseins (Tagesbewusstseins) einerseits bei gleichzeitiger Bewusstseinserweiterung des Unterbewussten (Unbewussten). Hiermit soll ausgesagt werden, dass wir im Unterbewussten zu außergewöhnlichen Wahrnehmungen, Erkenntnissen und geistigen Leistungen fähig sind.

Diese alte Definition war nicht nur für den Laien mehr oder weniger unverständlich. *Roger Sperry* entdeckte die Funktionen der *rechten und linken Gehirnhälfte* und bekam 1981 dafür den Nobelpreis. Seine Entdeckung: Der *linken* Gehirnhälfte wird Verstand, Vernunft und Logik zugeteilt, der *rechten* das Emotionale, das Gefühlsmäßige, das Erlebte und das Ganzheitliche. **Roger Sperry**

Ich entdeckte in meinen Gehirnforschungsarbeiten, dass der Zustand der Hypnose sich durch die *Umschaltung* der Gehirnaktivitäten von der linken zur rechten Hemisphäre dokumentiert. Was besagt das? **Links-rechts-Umschaltung**

Bei der verwirrenden Definition zum Hypnosezustand habe ich im Rahmen meiner Hypnose- und Gehirnforschungen Licht ins Dunkel gebracht. So definierte ich die Hypnose wie folgt:

Die Hypnose ist ein veränderter Bewusstseinszustand mit Einengung des Bewusstseins der *linken* Gehirnhemisphäre, d. h. Verstand, Vernunft. Das bedeutet: Das gesamte bewusste Kontrollsystem wie auch eine Außenreizverarmung bei gleichzeitiger Bewusstseinserweiterung der *rechten* Gehirnhälfte zur erhöhten Fähigkeit zur Erinnerung, zu Kreativität tritt ein.

Das mag zunächst widersprüchlich klingen, es ist aber nicht so, denn es werden zwei Funktionen, die der linken sowie die der rechten Gehirnhemisphäre, gleichzeitig in umgekehrter Weise in Gang gesetzt. Meine Forschungsarbeiten im Bereich Hypnose führten zu der obigen Erkenntnis, aus der heraus ich verschiedene neue Techniken zur Hypnosetherapie entwickeln konnte. **Ein Widerspruch?**

*Eingeleiteter Hypnosezustand unter Brainmapping- und EEG-Kontrolle*

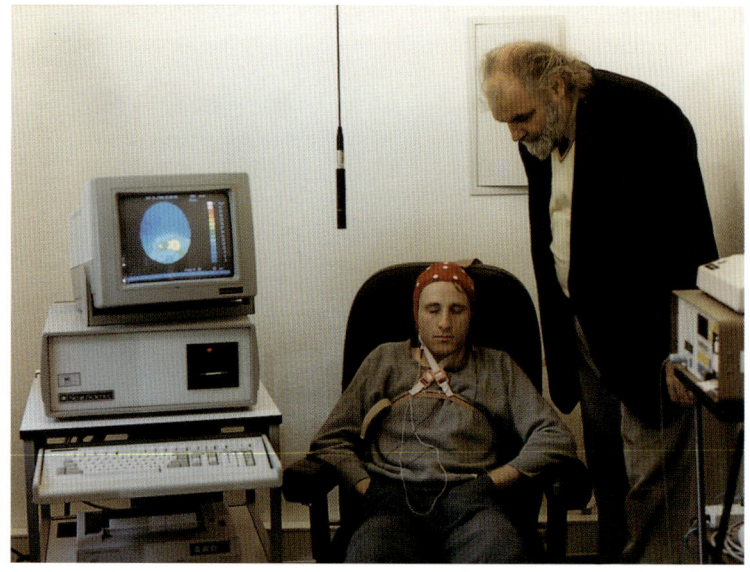

**Einleitungsmechanismus**

Sie führten mich aber auch zu der Erklärung, wie diese obige Umschaltung im Gehirn zustande kommt: Bei jeder Hypnoseeinleitung läuft der gleiche Mechanismus ab. Die Natur allgemein und so auch der menschliche Körper ist auf Einsparung von Energie eingerichtet. Wenn man bedenkt, dass das menschliche Gehirn allein 20 % der Körperenergie verbraucht, so kann man sich vorstellen, dass die rationelle (linke) Gehirnhälfte ihre Tätigkeit erheblich reduziert, je mehr sie mit wiederholten und unsinnigen Informationen bombardiert wird.

**Den schwarzen Punkt fixieren**

Dies trifft für alle Hypnoseeinleitungsverfahren zu: Wenn die linke Gehirnhälfte sich gelangweilt fühlt, egal ob durch das Anstarren eines schwarzen Punktes (Fixationsmethode) oder ein unsinniges Geplapper (Konfusionsmethode) oder auch durch das Anstarren des Hypnotisierenden (Faszinationsmethode), geht sie auf Sparflamme auf bis zu 25 % der normalen Aktivität zurück (vgl. S. 26). Mit dieser wissenschaftlich fundierten erweiterten Definition verliert die Hypnose auf einen Schlag ihren mystischen Schleier und es wird für jeden der außergewöhnliche, aber doch ganz natürliche veränderte Bewusstseinszustand der Hypnose verständlich.

Die Frage »Ist Hypnose reell, gibt es sie wirklich?« muss also deutlich mit einem Ja beantwortet werden. Aus den obigen Ausführungen wird für jeden klar, dass Hypnose mit absoluter Sicherheit kein Schlafzustand im Sinne des üblichen Nachtschlafes ist. Im Gegenteil. Dies wird bewiesen durch die Entdeckung der besonderen Wachheit der Hypnose (Vigilanz), in der der sonst übliche Weckeffekt (*Arousal-*Effekt im EEG) bei Lärm ausbleibt.

Dies zeigte auch eine Beobachtung während der Arbeit mit einem Patienten. Der Proband war an ein elektroenzephalographisches Gerät (EEG) angeschlossen, wurde von mir in Hypnose versetzt, und während der Arbeit fiel eine Schale zu Boden. Der Proband – das konnte man auch im EEG gut beobachten – war in keiner Weise beunruhigt, wie das im normalen Schlafzustand der Fall gewesen wäre.

Somit gibt es drei Wachheitszustände:

■ den Tagesbewusstseinszustand,

■ den Schlafzustand des Nachtschlafes und

■ den Hypnosezustand (erhöhter Bewusstseinszustand der Hypnose).

## Ist man in Hypnose »weg«?

Diese Kardinalsfrage wird mir seit vielen Jahren mehrmals täglich gestellt. Nach der ersten Hypnosesitzung kommt meist von dem Patienten dann der andere Kommentar, den ich ebenfalls fast täglich höre: »Herr Doktor, ich war aber nicht weg.«

Diese zwei Dinge zeigen auf, wie viel Mystik der Hypnose und dem Hypnosezustand immer noch anhängt.

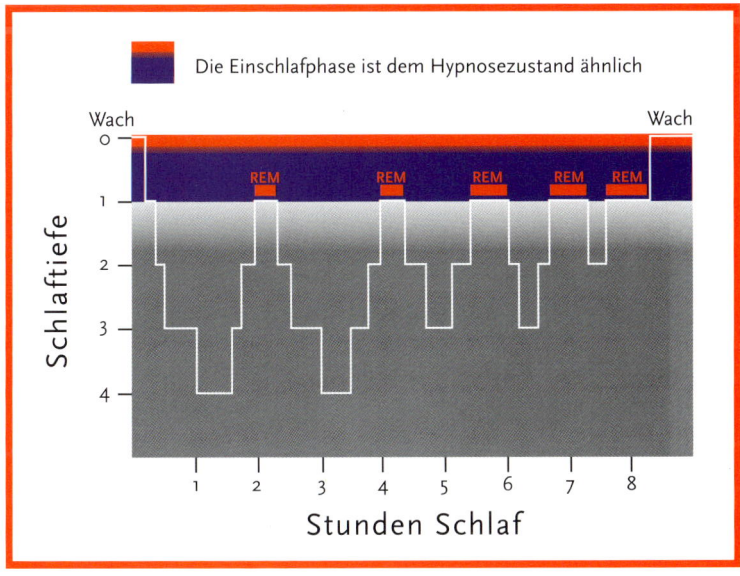

*Schlaftiefe von o bis 1 durch den gesamten Hypnosezustand. 1 bis 4 ist eine ganz natürliche Schlaftiefe und hat mit dem Hypnosezustand nichts zu tun. Der Begriff Tiefenhypnose ist so gesehen absurd.*

Aus dem oben Gesagten kann man entnehmen, dass man ganz sicher nicht »weg« ist im Zustand der Hypnose ist, sondern in einem ganz erhöhten bewussten Zustand, also in einem veränderten Bewusstseinszustand. Dabei bleibt, wie schon gesagt, eine Restaktivität der linken Gehirnhälfte erhalten. Dies erklärt auch (vgl. S. 26), warum ein Proband dem Hypnotisierenden während des Hypnosezustands nicht willenlos ausgeliefert ist.

**Dominanzen-modell**

Wie das? Auch diese Frage lässt sich anhand des zerebralen Dominanzenmodells ganz einfach erklären. Diese 25 % Restaktivität in der linken Gehirnhälfte, die sich im Prinzip wie die Sparflamme eines Schneidbrenners verhält, tritt dann bei der Versuchsperson, vergleichbar mit dem Druck der Öffnung des Gashahns, zutage, wenn er durch psychischen Druck zu einer Zuwiderhandlung gegen seine sittlich-moralische Einstellung aufgefordert wird oder wenn ihm eine Gefahr für Leib und Leben entsteht. In diesen Fällen springt er wie eine Flamme aus dem Schneidbrenner aus der Hypnose heraus und ist sofort »hellwach«, also bei vollem normalem Tagesbewusstsein.

## Verschiedene Varianten des veränderten Bewusstseinszustands der Hypnose

Wir unterscheiden drei Varianten der Hypnosetherapie:
- die positiv programmierende Hypnose (positive Suggestionshypnose),
- die Hypnoanalyse (das hypnoanalytische Verfahren),
- die Selbsthypnose.

Auf die einzelnen Verfahren wird im Laufe dieses Buches noch genauer eingegangen.

## Geschichtlicher Abriss der Hypnose

Seit wann kennen wir den Begriff Hypnose? Seit wann dient der veränderte Bewusstseinszustand zu Heilzwecken?

Der Begriff Hypnose ist viel jünger als die Behandlungsart selbst. Hierzu müssen wir wissen, dass der Vater des Ausdrucks Hypnose für den von ihm beobachteten veränderten Bewusstseinszustand, der englische Arzt *James Braid*, sich zwar des griechischen Wortes *hypnos* (Schlaf) bediente; aber Tatsache ist, dass er nicht von Hypnose sprach, sondern zunächst von Neurohypnose, worunter er Nervenschlaf verstand. Hierbei vertrat *Braid* den Standpunkt, das Subjekt werde nicht in Schlaf versetzt, sondern es gehe schlafen. Den Nervenschlaf beschrieb er als einen besonderen Zustand des Nervensystems, der durch einen Kunstgriff herbeigeführt werden könne.

**James Braid**

**Neuro-hypnose**

Vom *Marquis de Pusegur* wird berichtet, dass er der Erste gewesen sei, der einen schlafähnlichen Trancezustand, welcher einen wesentlichen Bestandteil der Hypnose bildet, künstlich herbeiführte. Als *Pusegur* einmal versuchte, einen jungen Hirten durch Magnetisieren in die in *Mesmer*'schen Behandlungen üblichen krampfartigen Zuckungen zu versetzen, war dieser stattdessen in einen ruhigen hypnoiden Schlaf versunken, aus dem er lange Zeit nicht erwachte und an den er sich nach dem Erwachen nicht erinnern konnte.

**Pusegur**

> Dieser Schlaf (somnambuler Zustand), mit dem eine anschließende Amnesie, d. h. das Vergessen all dessen, was sich während des Trancezustands ereignet hatte, einherging, erregte weithin Aufsehen. Bald berichtete man über eine Vielzahl ähnlicher hypnotischer Phänomene.

Der von *Pusegur* geschilderte Hypnosezustand mit Amnesie bei dem jungen Hirten darf jedoch keinesfalls als Norm betrachtet werden, sondern ist als Besonderheit innerhalb der Vielfalt der hypnotischen Phänomene anzusehen.

**Amnesie**

Was die Problematik und die Vielfalt der hypnotischen Phänomene betrifft, so habe ich ein eigenes drastisches Vergleichsbild entwickelt: Der Hypnosezustand ist der »Affe« aller Zustände. Der veränderte Bewusstseinszustand der Hypnose kann alle nur erdenklichen Erlebniszustände produzieren und »nachäffen«, angefangen vom »normalen Schlafzustand« über die Halluzinationen (Sinnestäuschungen) bis zu Levitationen (spontanes Anheben von Armen und Beinen im veränderten Bewusstseinszustand der Hypnose).

**Levitationen**

Fragen wir jetzt nach den tieferen Wurzeln der Hypnose bzw. wie lange man schon mit Hypnose heilt, besteht kein Zweifel darüber, dass die Heilbehandlung durch Hypnose schon so lange existiert, wie es überhaupt eine Heilbehandlung in der Geschichte der Menschheit gibt. Die hypnotischen Phänomene haben die Menschen schon in der ältesten Vorzeit beschäftigt. Die Behandlungsmethoden haben sich nur entsprechend der jeweiligen wissenschaftlichen Ansichten über das Wesen von Krankheitsprozessen verändert.

**Die Akkader**

Die Hypnose im Sinne einer Heilbehandlung hat verschiedene tief gehende Wurzeln, die bis zu den Akkadern, ins alte Ägypten, in das alte Indien und China zurückreichen. So schrieb der französische Psychiater *Prof. Hippolyte Bernheim* 1880 in seinem Buch »Hypnotismus – Suggestion«: »Betrachtet man die Entwicklung der Hypnose geographisch unter Einbeziehung der ganzen Weltkarte, so ist auffallend, dass die tief liegenden Wurzeln der Hypnosebehandlung und des Hypnosezustands mehr nach der östlichen Weltkugel reichen. Insbesondere nach China, Indien, dem Vorderen Orient und dann zu den alten Kulturen Ägyptens, Griechenlands, Italiens, aber auch Frankreichs und des gesamten mitteleuropäischen Raumes.«

**Keilschrifttexte**

Durch die Keilschrifttexte ist bekannt, dass sich schon eines der ältesten Kulturvölker der Erde, die Akkader, ein semitisches Volk, das um 3000 v. Chr. am Euphrat lebte, mit der Hypnose befasste. Beweise lieferten älteste Keilschriftfunde aus der Gegend des Euphrat. Die Akkader hatten damals schon Ärzte, die Heilschlaf praktizierten, und unterschieden auch damals schon die drei Stufen des hypnotischen Zustands, also *leichte* Hypnose, *mittlere* und *intensive* Hypnose.

> In der ältesten Urkunde der Ägypter, dem *Papyrus Ebers* (so benannt nach dem Entdecker *G. Ebers*), die unter den Trümmern Thebens gefunden wurde und die aus dem Jahre 1552 v. Chr. stammt, finden wir folgende Vorschrift: »Lege die Hände auf, um den Schmerz der Arme zu beruhigen, und sage, dass der Schmerz verschwinden wird.« Diese Schrift enthält z.B. auch hypnotische Formeln zur Unterstützung eines Brechmittels und andere klassische Hypnosesuggestionen, wie man sie sich auch heute noch vorstellen kann.

**Abbé Faria**

Nicht zuletzt ist Indien zu erwähnen, von dem ein ganz erheblicher Einfluss auf die Hypnose in Europa durch den von dort kommenden portugiesischen Hypnosepionier *Abbé Faria* ausging. Die Anwendung der Suggestion (Beeinflussung eines Menschen im veränderten Bewusstseinszustand der Hypnose) im Dienste der Heilkunst ist also uralt.

**Gesetzgeber Menu**

Nach dem großen indischen Gesetzgeber *Menu*, der das nach ihm benannte legendäre religiöse indische Gesetzbuch um 3000 v. Chr. verfasste, setzt sich jede gute Ordination aus zwei Teilen zusammen: aus einer medizinischen Vorschrift und einer magischen Formel. Noch heute steht dieses Buch *Menus* bei den Hindus in hohem Ansehen, seine Aussagen kann ich dem Prinzip nach bestätigen (s. Kap. »Indikationen« S. 84).

Verfolgt man die Quellen der chinesischen Hypnose, so war diese dort schon vor ca. 1100 Jahren bekannt. Zu der Zeit war in China oft der Priester zugleich als Arzt tätig. Die Kunst des In-Schlaf-Versetzens, chinesisch *Ts'ui mien shu*, fand ihre Anerkennung sogar bis an den Hof des Mongolenkaisers *Mangukhan*.

*Priester – Ärzte*

In der Fachliteratur bezeichnet man den Wissenschaftler und Arzt *Franz A. Mesmer*, geboren 1734, als den Urvater des europäischen Hypnotismus. Er heilte über den so genannten animalischen Magnetismus, der als ein besonderes Fluidum (ein angenommener flüchtiger Stoff, der Eigenschaften und Wirkungen übertragen kann) aufzufassen ist.

*Franz Mesmer*

1814/15 kam der bereits erwähnte Portugiese *Abbé Faria* aus Indien, wo er sich mit den Praktiken der Fakire und Yogis auseinander gesetzt hatte, und befasste sich mit dem *Mesmer*'schen Magnetismus. 1819 entdeckte er das Phänomen des Somnambulismus (ein veralteter Ausdruck für einen veränderten Bewusstseinszustand, der heute dem Schlafwandel vorbehalten ist). Er erkannte also als Erster einen veränderten Bewusstseinszustand. Obwohl der *Marquis de Pusegur*, ein Schüler von *Mesmer*, 1784 bereits diesen Zustand als künstlichen Somnambulismus beschrieb, konnte sich erst *Abbé Faria* mit seiner Entdeckung durchsetzen.

*Somnambulismus*

Der Begriff der Hypnose wurde allerdings, wie schon gesagt, von dem englischen Arzt *James Braid* geprägt und 1853 in der Symptomatologie in seinem Buch »Neurypnology« veröffentlicht. *Braid* war auch der erste Arzt in Westeuropa, der den Hypnosezustand 1843 zu Heilzwecken verwendete.

Jetzt konnte sich die Hypnose bzw. Hypnosetherapie erfolgreich durchsetzen und eine wirkliche Blütezeit in Europa erreichen; doch bald schon begann ein für sie schicksalhafter Weg.

*Eine Blütezeit in Europa*

> **!** Die Hypnose hatte mit dem großen internationalen Hypnosekongress 1900 in Paris ihren Höhepunkt erreicht; aber mit Aufkommen der Anästhetika (Schmerz- und Narkosemittel) ging leider ein zunehmendes Desinteresse der Mediziner an der Hypnose einher, zumal sie den Erwartungen der Chirurgen als Narkosemittel nicht entsprach.

Das war der *erste* Schlag gegen die Hypnose. Gaukler, Magier und Schau-Hypnotiseure bemächtigten sich ihrer.

*Schau-Hypnotiseure*

Der Psychoanalytiker *Sigmund Freud* und der Wiener Psychiater *Josef Breuer* regten etwa um das Jahr 1910 an, die Hypnose zu Therapiezwecken einzusetzen, wie sie es auch selbst taten. Doch als es *Freud* bei einer Patientin nicht gelang, sie in Hypnose zu versetzen,

*Sigmund Freud*

**Psycho-analyse**

legte er ihr spontan die Hand auf die Stirn und befahl ihr, alles auszusprechen, was ihr gerade in den Sinn kam. So stieß er zufällig auch ohne Hypnose zum kritischen Trauma vor und entwickelte die Methode der freien Assoziation, der späteren Psychoanalyse.

Man glaubte jetzt, das Allheilmittel gefunden zu haben, und wandte sich wieder von der Hypnose ab – der *zweite* große Schlag gegen die Hypnosetherapie hatte stattgefunden. Denn die Psychoanalyse, die man nun lernen konnte, hinterließ wie später das autogene Training die falsche Vorstellung einer einfachen Handhabung und Auflösung aller Probleme. Hinzu kam im Laufe der Zeit noch eine zusätzliche Diskriminierung der Hypnose seitens der Psychoanalytiker.

> Heute kann man sagen: Während die Psychoanalyse um ihr Überleben kämpft, ist die Hypnose im Vormarsch!

**British Society of Hypnosis**

1952 gründeten die beiden englischen Ärzte *F. van Pelt* und *G. Ambrose* in Großbritannien die erste medizinische Gesellschaft für ärztliche Hypnose, die *British Society of Medical and Dental Hypnosis*. Bereits im selben Jahr durchlief ein Hypnoseerlass die Gesetzgebende Versammlung. Er besagte, dass jeder Student der Psychologie und Psychiatrie in Großbritannien in Hypnose unterrichtet werden sollte.

**Erste Hypnose-kongresse**

Es ist übrigens der gleiche *Gordon Ambrose*, der mit mir in den 70er Jahren die ersten europäischen Hypnosekongresse und damit auch die Gründung der ersten europäischen Gesellschaft für ärztliche Hypnose ins Leben rief.

Im Jahre 1956 zog die Amerikanische Medizinische Gesellschaft für Hypnose nach. So ist seit dieser Zeit die Rehabilitation der Hypnose in vollem Gange. 1958 auf dem Weltkongress in Barcelona kam zum ersten Mal seit 58 Jahren wieder ein großer internationaler Erfahrungsaustausch zustande, an dem auch ich teilnahm.

## Spektakuläre Ereignisse und Fälle, die den Wert der Hypnose aufzeigen

**Hochburg Russland**

In Russland, das immer schon eine Hochburg für Hypnose war, ist diese nicht nur in alle Gebiete der Medizin integriert, sondern auch in Sport, Kunst, Astronautik usw. Hervorzuheben ist die Hypnoseschmiede *Borosow*, besonders während der Zeit der Sowjetunion. Aber auch die Hypnoseforscher *Prof. P. I. Bul* in St. Petersburg und der mit dem Autor befreundete *Prof. Wladimir Raikow* in Moskau sowie *Prof. Petrowki*, Moskau, trugen viel dazu bei.

Ähnlich wie in Russland wurde auch in China die Hypnose immer wieder für nichtmedizinische Zwecke eingesetzt. Der chinesische Fechtmeister *Tschou* trainierte bereits um 1800 seine Schüler unter dem veränderten Bewusstseinszustand der Hypnose. Bemerkenswert ist auch, dass die um 1900 während des Boxeraufstands gegen die europäischen Großmächte eingesetzten Kämpfer ebenfalls unter Hypnose trainiert wurden.

*Boxeraufstand*

> Man weiß, dass das Wissen der Chinesen um die Hypnose und deren Möglichkeiten damals aus alten chinesischen Geheimschriften stammte. Die Chinesen erkannten früh, dass Training unter Hypnose ein wesentlich besseres Ergebnis bringt – eine Tatsache, die sich auch amerikanische Sportler zunutze machen. Hier gibt es kaum noch eine Kampfsportart, sei es Wrestling, Boxen, Baseball, in dem die Athleten nicht unter Hypnose trainiert werden.

Was den Russen in der Hypnose nachgesagt wurde, hat der Autor während seiner USA-Aufenthalte und bei Seminaren an der *American Academy of Medical Hypnoanalysis* in Bezug auf Sportler persönlich erfahren können. Dass die russischen Kosmonauten ebenso in Hypnose trainiert wurden wie auch die Konstrukteure und Manager der Flugobjekte, konnte der Autor bei seinen Russland-Aufenthalten persönlich in Erfahrung bringen. Dies war für ihn umso interessanter, als auch für ihn eine vergleichbare Tätigkeit bei den deutschen Astronauten vorgesehen war.

*Kosmonauten*

In der Kunst gibt es ebenfalls spektakuläre Erfolgsfälle durch den Einsatz von Hypnose. So waren es russische Wissenschaftler, die sich als Erste Ende des 19. Jahrhunderts mit dem bis dahin für die Hypnose allgemein ungewöhnlichen Gedanken »Erfolg durch Hypnose in der Kunst« auseinander setzten. *Rachmaninows* großes Zweites Klavierkonzert in c-Moll verdankt seine Existenz eigentliche der Hypnose. Vielleicht gilt dies sogar auch für die weiteren Werke des Komponisten.

*Rachmaninow*

*Rachmaninow* war, nachdem seine Sinfonie Nr. 1 in d-Moll 1897 nicht die von ihm erhoffte Anerkennung gefunden hatte, in eine tiefe Depression gefallen, die ganze zwei Jahre anhielt, und es ließen sich keine Zeichen einer Besserung erkennen. Seine Freunde waren äußerst besorgt; sie überredeten ihn, sich an den Psychiater *Dr. Nicolai Dahl* zu wenden, einen Experten und Pionier auf dem Gebiet der Hypnose in Moskau. Das große musikalische Genie hatte sich nämlich vorgenommen, ein weiteres Klavierkonzert zu komponieren, doch seine Depression machte dies sowie jede andere künstlerisch-schöpferische Arbeit unmöglich.

*Nicolai Dahl*

*Dahl* wiederholte bei den täglichen Sitzungen regelmäßig die hypnotischen und posthypnotischen Suggestionen: »Sie werden beginnen, ein weiteres Konzert zu schreiben, und werden daran mit Elan und großer Leichtigkeit arbeiten! Das Konzert wird von hervorragender Qualität sein.« Drei Monate hindurch wurden diese Sitzungen täglich durchgeführt, bis die Depressionen sich endlich milderten, die musikalischen Ideen konnten endlich wieder fließen. *Rachmaninow* wurde kreativ wie nie zuvor. Das nunmehr entstandene Zweite Klavierkonzert, das beliebteste und bekannteste seiner längeren Kompositionen, widmete er *Dahl*. Auch die nachfolgende Periode zeichnet sich durch blühende schöpferische Kraft aus. *Rachmaninow* brachte ein Werk nach dem anderen hervor.

Abschließend möchte ich diesem spektakulären Reigen noch einen ebenso interessanten Fall anfügen: Bevor *Marilyn Monroe* zu Erfolg und Ruhm gelangte, hatte sie mehrere Chancen verdorben. In dem Augenblick, in dem sie vor der Kamera oder dem Mikrofon stand, erstarrte sie vor Schreck und war völlig unfähig, sich zu bewegen oder zu sprechen. Ihr Arzt schickte sie zu dem bekannten amerikanischen Hypnotisator *Leslie M. LeCron*, Autor mehrerer Hypnosebücher.

Er schreibt: »Ich sollte feststellen, ob dieser Zustand durch Hypnose behoben werden könne. *Marilyn* erwies sich als sehr suggestibel und war leicht zu hypnotisieren. Verschiedene unangenehme Kindheitserlebnisse, die mit ihrer Furcht in Zusammenhang standen, wurden unter Hypnose ans Licht gebracht. Bei ihrer nächsten Probeaufnahme gelang es ihr, ihre Angst zu überwinden. Sie erhielt die Filmrolle. Jedermann weiß, wie berühmt sie wurde. Erstaunen muss jedoch, dass sie in ihren Glanzzeiten von Anwandlungen von Angst und Zweifeln nicht ganz frei war. Eine längere Behandlung hätte ihr Leben bestimmt sehr erleichtert und dies vielleicht grundlegend geändert.«

> In Deutschland konnte sich aufgrund mangelnder Ausbildung und Verdienstmöglichkeiten sowie des daraus resultierenden Desinteresses der deutschen Ärzte solch eine viel versprechende Therapie, wie sie *LeCron* in den USA beispielsweise mit *Marilyn Monroe* durchgeführt hatte, leider nicht recht durchsetzen.

1992 erhielt ich vom Bundesgesundheitsministerium in Bonn als Erster den Auftrag, eine Dokumentation zur Hypnose bzw. Hypnosetherapie und ihrer Wirksamkeit zu erstellen, da man hierzulande überhaupt keine Unterlagen zur Hypnose hatte. Selbstverständlich kam ich diesem Wunsch umgehend nach, sodass man sich auch bei uns nach Erhalt der Unterlagen und einem persönlichen

Informationsgespräch mit mir intensiver der Hypnosetherapie zuwandte.

Das Gutachten über die wissenschaftlich nachweisbare Wirksamkeit der Hypnosebehandlung erbrachte ein eindeutiges Ergebnis: Die Hypnosetherapie wurde als eine wirksame Heilmethode bei ganz bestimmten Problemstellungen dokumentiert. Man kann nunmehr sagen, dass in letzter Zeit auch bei uns in Deutschland die Hypnosetherapie immer mehr im Kommen ist.

Gegen bestimmte Probleme

## Der Rapport zwischen dem Hypnotisierenden und dem Hypnotisierten

Während des veränderten Bewusstseinszustands der Hypnose ist der Rapport zwischen dem Hypnotisierenden und dem Hypnotisierten eine unabdingbare Notwendigkeit. Es handelt sich hierbei um eine wechselseitige Kommunikation zwischen beiden Beteiligten. Der Proband widmet dem Behandelnden eine selektive Aufmerksamkeit.

Wechselseitige Kommunikation

Diese *ausschließlich* wechselseitige Beziehung schließt jede weitere Einmischung durch eventuelle Dritte oder Vierte aus, es sei denn, der Hypnotisierende erweitert diese Beziehung durch eine weitere behandelnde Person oder mehrere oder delegiert an einen anderen diese wechselseitige Beziehung. Dies kann mit dem Einverständnis des Probanden stattfinden.

> Die Persönlichkeitsstruktur des Hypnotisierenden, also der Person, die den Hypnosezustand herbeiführt und leitet, ist ausschlaggebend für den Erfolg jeder Hypnose. Wie noch gezeigt werden wird, ist es mir aber sogar gelungen, ein Gerät zu entwickeln, das den Hypnotisierenden ersetzen kann, und selbstverständlich wird darüber im Verlauf dieses Buches noch berichtet (vgl. S. 80).

## Voraussetzungen beim Hypnosearzt/Hypnotisierenden

Die auf *Mesmer* zurückgehende Theorie, das Zustandekommen eines hypnotischen Zustands hinge allein vom Hypnotisierenden ab, der das Fluidum des Kosmos auf sich lenken und dann auf andere übertragen könne, können wir hier getrost vergessen. Der Hypnotisierende hat keine übersinnlichen Kräfte und verfügt auch nicht über einen unwiderstehlichen übergreifenden Willen.

Keine übersinnlichen Kräfte

**!** Wichtig ist es aber, vor Einleitung des ersten Hypnosezustands, sofern man überhaupt schon von Hypnose sprechen will, den Probanden über die Vorgänge im Gehirn während der Hypnose aufzuklären. Auch der Hypnotisierende kann sich darüber im Klaren sein, dass er keine übersinnlichen Kräfte braucht und auch keine übertriebene Autorität.

Dagegen sollte er eher die Fähigkeit haben, das Instrument der Hypnose so zu spielen, wie ein großer Organist zur Vollkommenheit seines Instrumentes und seines Spieles alle Register zur rechten Zeit ziehen kann. Denn Hypnose und auch die Hypnosetherapie sind etwas Dynamisches. Das Erscheinungsbild der Ereignisse kann sich jederzeit ändern. Hypnose verlangt von dem Ausführenden Kreativität, Grundkenntnisse in der gesamten Psychotherapie und ein gutes Anpassungsvermögen an fremde Persönlichkeiten wie auch Geduld und Ausdauer.

*Kreativität ist gefragt*

Auch an die Person, die hypnotisiert werden soll, an den Probanden, sind Voraussetzungen für das Gelingen eines Hypnosezustands geknüpft. So schließe ich mich der Meinung des niederländischen Hypnosearztes und Wissenschaftlers *B. Stockvis* an, der sagt:

*B. Stockvis*

> Je mehr Bereitschaft (aber nicht verkrampftes Wollen) ein Mensch mitbringt und je gesünder er ist, desto leichter kann er hypnotisiert werden. Und *I. H. Schultz* weist darauf hin, dass von entscheidender Wichtigkeit ist, ob wir es mit einem intelligenten oder nicht intelligenten Menschen zu tun haben. Ich bin der Meinung: Je intelligenter ein Mensch ist, je besser er sich konzentrieren kann, desto leichter ist er hypnotisierbar. Ich bringe es auf die kurze Formel: Zur Hypnose gehören ein einwandfreies Gedächtnis und Gehirn.

Nicht oder schwer hypnotisierbar sind dagegen Schwachsinnige (Halbdebile oder Debile) und auch abgebaute Alkoholiker, Rauschgiftsüchtige, Schizophrene und Psychopathen. In all diesen Fällen ist die Hypnosetherapie kontraindiziert. Auch Menschen, die unter dem Einfluss von Psychopharmaka, insbesondere von Neuroleptika, stehen, verlieren ihre Hypnotisierbarkeit zum größten Teil. Dies konnte ich eindeutig in meiner Experimentenreihe »Interaktion von Psychopharmaka und Hypnose« feststellen.

*Kontraindikationen*

# Die Hypnotisierbarkeit und der eigene Wille

Was die allgemeine Hypnotisierbarkeit des Menschen betrifft, so gibt es eine Statistik von *Prof. Ernst Hilgard* (Stanford University, USA) und eine weitere von *Prof. Bul* (Universität Leningrad, jetzt wieder St. Petersburg). Nach *Hilgard* sind 20 % aller Menschen spontan hypnotisierbar, eine weitere Gruppe von 40 % bedarf einer Anlaufzeit von rund drei bis vier Wochen. Der Rest kann weitere drei Wochen in Anspruch nehmen. *Bul* vertritt die Auffassung, dass 25 % aller Menschen sofort oder spontan hypnotisierbar sind und 45 % einer Anlaufzeit von drei bis vier Wochen bedürfen.

*Allgemeine Hypnotisierbarkeit*

Bis vor ca. 20 Jahren war dies auch mein Standpunkt. Danach stellte ich immer mehr fest, dass auch der Rest von 30 % der Menschen hypnotisierbar ist, allerdings mit einer wesentlich längeren Anlaufzeit (Lernzeit, hypnotisiert zu werden). Selbstverständlich bleiben die oben erwähnten überhaupt nicht Hypnotisierbaren hier ebenfalls ausgeschlossen. Im Allgemeinen war es bei den erwähnten 45 % aller Menschen üblich, eine Anlaufzeit von ungefähr drei Wochen für das Erlernen des Hypnosezustands einzuplanen. Mittlerweile ist es mir gelungen, diese lange Anlaufzeit durch ein von mir entwickeltes komprimiertes System auf zweimal zwei Sitzungen pro Tag in drei Tagen zu reduzieren (Verfahren im Blocksystem).

*Hypnotisiert werden lernen*

> **!** Es ist also nicht so wie viele glauben, dass der Hypnotisierende ein Hexenmeister ist, sondern der Patient muss lernen, hypnotisiert zu werden!

Es gibt immer wieder Menschen, die den Hypnosevorgang mit ihrem Willen beeinflussen wollen: Die einen wollen ganz schnell hypnotisiert werden, die anderen wollen eigentlich nicht hypnotisiert werden (wollen ihren »starken« Willen ausprobieren). Beide blockieren teilweise die Hypnoseeinleitung, da sie durch ständiges Aktivieren der linken Gehirnhälfte den Eintritt des Hypnosevorgangs (Umschaltung der Gehirnaktivität von der linken zur rechten Hemisphäre) stören (vgl. S. 33).

*»Starker Wille«*

Schon 1886 beschrieb der englische Neurologe und Gehirnforscher *J. Jackson* sein Konzept von der führenden Hemisphäre – eine Vorstellung, die als Vorläufer der Idee der zerebralen Dominanzen gesehen werden kann. »Die beiden Gehirne können nicht nur bloße Duplikate sein, wenn die Schädigungen nur eines der beiden Hemisphären einen Menschen sprachlos werden lässt«, schrieb *Jackson*. »Für diese Prozesse (der Sprache), von denen keine höheren existie-

Eine führende
Hirnhälfte?

ren, muss es gewiss eine Seite geben, die führt.« Und *Jackson* folgerte weiter, »dass bei den meisten Menschen die linke Seite des Gehirns die führende Seite, die Seite des so genannten Willens, und die rechte Seite die automatische Seite ist«.

Dieser Grundgedanke hielt sich in der Wissenschaft bis Anfang der achtziger Jahre. Man war der Meinung, die linke Gehirnhälfte bedeute alles und sei das Wichtigste für den Menschen; sie erhielt somit den Beinamen »die dominante«, d. h. die vorherrschende Hälfte, und man sprach von zerebraler Dominanz, wobei man die Funktion der linken Gehirnhälfte, also Verstand, Vernunft, Logik, meinte. Die rechte Hälfte glaubte man dagegen vernachlässigen zu können; die Angloamerikaner nannten sie sogar *the neglected brain*, das vernachlässigte Gehirn. Niemand ahnte damals, welche entscheidenden und wichtigen Funktionen der rechten Gehirnhälfte oblagen.

Neglected
brain

Dank meiner Hypnoseforschungsergebnisse vor 18 Jahren in Bezug auf das linke und rechte Gehirn erkannte man, dass beide Gehirnhälften von gleicher Wichtigkeit sind.

Heute wissen wir, dass die rechte Hemisphäre sogar die wichtigere ist, denn aus Unfallfolgen ist bekannt, dass zwar die rechte Hemisphäre eine vollkommen ausgefallene linke Hemisphäre hinreichend ersetzen kann, dagegen aber die linke die rechte Hemisphäre niemals. Funktionell finden wir in der rechten Gehirnhälfte das, was das menschliche Wesen ausmacht: das Gefühl, das Emotionale, das Kreative, das Ganzheitliche, um nur einiges zu nennen.

Split brain

Der amerikanische Wissenschaftler *Roger Sperry* erhielt 1981 den Nobelpreis für seine Arbeiten über das *split brain* (getrennte Untersuchungsergebnisse beider Gehirnhälften). Damit brachte er Klarheit über die Funktionen der linken und der rechten Gehirnhälfte in die Wissenschaft und für mich die Lösung meiner Hypnoseforschungsergebnisse im EEG und *EEG-Brainmapping*, nämlich meiner Entdeckung, dass im Hypnosezustand die Aktivitäten der linken Gehirnhälfte heruntergeschaltet werden (laut *Sperry* Vernunft, Logik) und die der rechten hinauf (laut *Sperry* Kreativität, Erinnerung, Gefühl, Emotionen; vgl. S. 26). Damit wurde mir schlagartig die Bedeutung meiner Forschungsergebnisse bewusst und ich sah, welche Möglichkeiten die Hypnose bietet.

Daraufhin kannte meine Experimentierfreude keine Grenzen mehr. Mir gelangen viele Neuentdeckungen und ich habe die Hypnosetherapie und -möglichkeiten um ein Vielfaches erweitert. Nach meinen Forschungsresultaten erkannte ich ganz deutlich, dass beide

Gehirnhälften von gleicher Wichtigkeit für den Menschen sind. Inzwischen steht fest, dass die rechte Hemisphäre sogar die wichtigere ist.

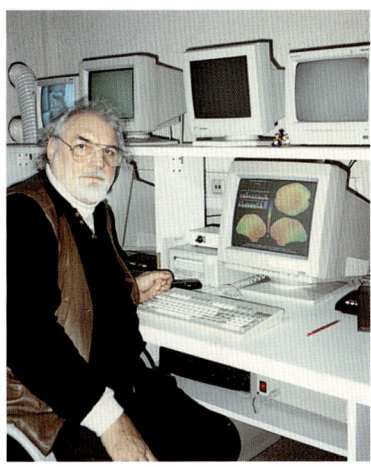

Das linke Gehirn war in der wissenschaftlichen Meinung lange das vorherrschende gewesen. Für mich war aufgrund meiner Forschung und der Arbeit von *Sperry*, die ich in meine Forschungen eingebunden hatte, das so genannte *neglected brain* für die Hypnose und für die Kreativität von vornherein das wichtigere.

*Tulvig* hatte eruiert, dass alle unsere Erlebnisse emotional gebunden sind. Dies hatte ich in meinen Forschungsreihen ja ebenfalls festgestellt. Damit ist die Hypnoanalyse erklärbar,

*Der Autor im Labor*

in der alle an das Gefühl gebundenen negativen Erlebnisreaktionen wieder zutage gebracht werden können.

Demzufolge nannte ich 1988 den Ersten Weltkongress für das rechte und linke Gehirn unter der Schirmherrschaft von *Dr. Franz Josef Strauß* in München nicht »Kongress für zerebrale Dominanz«, sondern »Kongress für zerebrale Dominanzen« (also für beide Gehirnhälften).

*Sperry* hat darauf hingewiesen, dass bei den meisten Menschen die linke Gehirnhälfte die Bereiche Logik, Sprache, Zahlenfolge und Linearität sowie Analyse steuert. Ebenso regelt bei den meisten Personen die rechte Gehirnhälfte die geistigen Funktionen Rhythmus und Musik, Phantasie, Wachträumerei, Farbe, Dimension u. a. In jedem von uns sind latent alle diese Fähigkeiten vorhanden, sie müssen nur geweckt werden.

**Latente Fähigkeiten**

> Was *Sperry* und andere Wissenschaftler auch herausfanden: Je stärker der Mensch beide Seiten seines Gehirns gemeinsam beansprucht, umso mehr kommt die Entwicklung einer Seite auch der anderen zugute. Man stellte z.B. fest, dass sich das Studium der Musik förderlich auf das Studium der Mathematik auswirkt und umgekehrt, dass das Erlernen rhythmischer Bewegungen das Sprachstudium erleichtert und umgekehrt, dass das räumliche Vorstellungsvermögen das Studium der Mathematik fördert usw. Es wurde auch bewiesen, dass die Beanspruchung mehrerer dieser Funktionen die Gesamtkapazität des Gedächtnisses stärkt.

Hierzu ist ergänzend noch zu sagen: Die Gehirndominanzen beim Menschen zeichnen sich durch gegenseitige Partnerschaft aus. Allge-

**Partnerschaft der Hemisphären**

mein betrachtet ist die linke Hemisphäre auf den sprachlichen Ausdruck sowie auf gedankliche Details jeglicher Art spezialisiert, d.h. sie arbeitet analytisch und sequenziell nacheinander. Sie kann auch arithmetische (mathematische) und andere computerähnliche Funktionen ausführen, logisch denken und durch Detailanalyse lineare Beziehungen zwischen Ursachen und Wirkungen im isolierten Teilsystem erkennen.

**Intuition**

Die rechte Hemisphäre hingegen übt synthetische Funktionen aus. Sie ist auf bildhafte, ganzheitliche Wahrnehmungen eingespielt. Sie hat nahezu keine sprachliche, dafür aber musikalische Fähigkeiten. Sie denkt nicht abstrakt, sondern assoziativ und intuitiv. Durch Zusammenfassen von Einzelinformationen von Bildern und Symbolen gelangt sie zu einem ganzheitlichen synthetischen Denken. Dadurch kann sie komplexe Zusammenhänge und wechselseitige Kausalitäten wie aus einer ganzheitlichen Betrachtungsweise gewonnene Werte besser erfassen, als es die auf Detailanalyse ausgerichtete linke Hemisphäre vermag (vgl. S. 26).

**Einsteins Relativitätstheorie**

So hat z.B. *Einstein* seine Relativitätstheorie auf der rechten Hemisphäre entwickelt und mittels der linken niedergeschrieben. Dies wird umso verständlicher, wenn man hierzu die Biographie *Einsteins* näher kennt. Wie man weiß, versagte er in der Schule in Mathematik. Zu seinen Lieblingsbeschäftigungen gehörten das Geigenspiel, Segeln und Phantasiespiele, also Betätigungen, die primär die Funktion der rechten Hemisphäre fordern, und hieraus erklärt sich auch die Entstehung seiner Relativitätstheorie. So aktivierte und trainierte *Einstein* die Aktivitäten der rechten Gehirnhälfte ganz besonders. Aus dieser Kreativität heraus konnte er seine Relativitätstheorie entwickeln, die er dann linkshemisphärisch (anders geht es nicht) niederschrieb.

> *Einstein* befolgte damit unbewusst bereits die Forderung von *Sperry*, der sagte, man müsse die Kinder in der Schule ebenso rechtshemisphärisch aktivieren wie linkshemisphärisch, wo sie zur Zeit durch das derzeitige Schulsystem überfordert sind, um sie zu erfolgreichen Menschen zu formen. Der Wert der Persönlichkeitsentwicklung unter Berücksichtigung der Hemisphärendominanzen ist also von außerordentlicher Wichtigkeit, wie dieses Beispiel deutlich erkennen lässt.

**Positive Programmierung**

Heute bietet sich mit der Hypnose ein genialer Ansatz in zweifacher Form: Zum einen können wir durch sie die Aktivierung der rechten Gehirnhemisphäre erreichen und zum anderen sie als Instrument der positiven Programmierung nutzen. So empfiehlt es sich, auch Seminare für Persönlichkeitsentwicklung, Personalführung oder Management unter diesen Gesichtspunkten der Gehirndominanzen unter Hypnose durchzuführen.

## Phänomene in der Hypnose

Ein Phänomen, das in der Hypnose sogar als Parameter (Messgröße) eingesetzt wird, ist die Tatsache, dass sich der Hypnotisierte im veränderten Bewusstseinszustand der Hypnose gleichzeitig an verschiedenen Orten befinden kann.

**Gleichzeitig an verschiedenen Orten**

Ein Beispiel dazu: Im Verlauf meiner Seminare ist es üblich, auch Hypnoseexperimente durchzuführen. Bei einer solchen Gelegenheit brachte ein hypnotisierter Kollege sein Erstaunen wie folgt zum Ausdruck: »Wenn ich jetzt nicht wüsste, dass ich hier in diesem Saal an diesem Seminar teilnehme, würde ich sagen, ich bin verrückt, denn ich sehe mich gleichzeitig als Kind im Sandkasten spielen.«

Ein weiteres Beispiel: Einige Probanden hatten das Empfinden, nicht mehr im Therapiestuhl zu sitzen, sondern im Raum zu schweben. Viele haben das Gefühl, ihre Hände und Füße schlafen ein oder werden schwer. Manche verspüren ein Kribbeln und Wärme in den Extremitäten und schließlich ein Schweregefühl im ganzen Körper, Müdigkeit, allgemeine Entspannung und schwere Augenlider. Oft berichteten Probanden von gestörtem Zeitempfinden, oder bestimmte Gliedmaßen fehlten oder vergrößerten sich. Eigenartigerweise konnten sie diesen Zustand nie präzise schildern.

**Gefühl des Schwebens**

Eine Patientin schüttelte sich vor Lachen, nachdem ich sie in den normalen Bewusstseinszustand zurückgeführt hatte. Auf meine Frage »Was bewegt Sie?« sagte sie, immer noch unter starkem Lachen, sie habe während der ganzen Hypnose am rechten Ohr ein fürchterliches Jucken geplagt. Wie hätte sie sich aber mit einem Finger, der ihr in der Hypnose etwa acht Meter lang erschien, an ihrem Ohr kratzen können? Solche und ähnliche Phänomene lassen sich also im Hypnosezustand auch beobachten.

Zum besseren Verständnis des Hypnosezustands in Bezug auf die Aktivitäten auf die linke Gehirnhälfte habe ich diese auch als Zensor bezeichnet. Dieser Zensor kann durch Übermüdung oder Ablenkung unaufmerksam werden und dies wird bei Einleitung der Hypnose künstlich herbeigeführt. Der Zensor vernachlässigt dann seine eigentliche Aufgabe als Kontrolleur, denn das Absinken der Gehirnaktivitäten auf der linken Seite bedeutet eine Art Benommenheit, Schläfrigkeit, eben Unaufmerksamkeit des Zensors.

**»Zensor«**

**Unaufmerksamkeit des Zensors**

## Das Sperry/Bick-Modell

Reizsynchronisierte Veränderungen der EEG Spektren bei Patienten

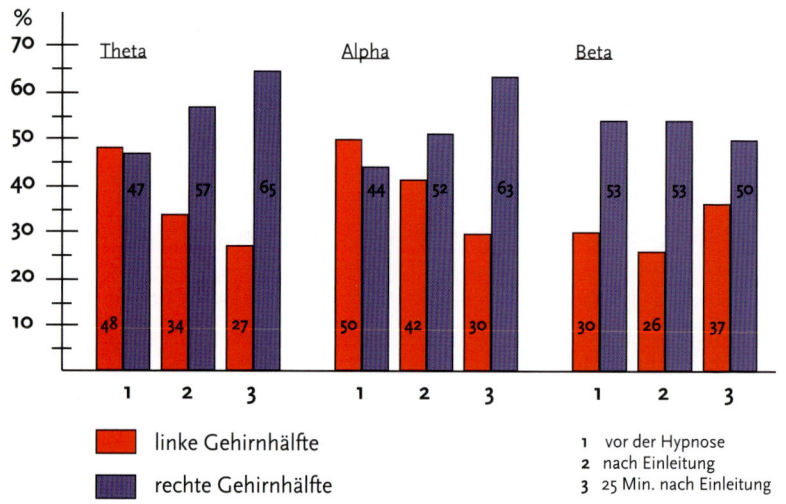

| | | |
|---|---|---|
| ■ | linke Gehirnhälfte | |
| ■ | rechte Gehirnhälfte | |

1   vor der Hypnose
2   nach Einleitung
3   25 Min. nach Einleitung

## Hypnose aus der Sicht der Cerebraldominanzen

Split brain-reizsynchronisierte Veränderungen der EEG-Spekten in der Hypnose
(R. Sperry/C.H. Bick

| **Rechts** | **Links** |
|---|---|
| Erleben des Hypnosezustandes | Zensor – wach |
| Selbst | Ich |
| Emotion | Verstand |
| Gefühl | Vernunft |
| Erlebtes | Erdachtes (Logik) |
| Visuelles – Bildhaftes (Pribram) | Abstraktes – Begriffe |
| Ganzheitliches | Elementarhaftes |
| Gleichzeitiges | Zeitliches |
| (Besonderer Wachheitszustand) | (Normaler Wachheitszustand) |

*Die Gehirndominanzen im Hypnosezustand, in dem sich nicht nur die Umschaltung von der rechten zur linken Gehirnhäfte (Rot-Blau) ganz klar erkennen lässt, sondern auch viele andere spezielle Tatsachen. So z.B. auch »Zensor – wach« links und »Erleben des Hypnosezustandes« rechts. Man kann beispielsweise auch ablesen, wie sehr der Zensor bei 27 % (bei ca. 25 Minuten) von unserem üblichen Tageswachsein eingebüßt hat.*

Damit ist zugleich erklärt, warum Einleitungs- und Induktions-
methoden wie die Fixationsmethode, die Faszinationsmethode
(s. Abschn. »Induktionstechniken« S. ##) oder das in der Musik
als Taktgeber verwendete Metronom zu einer Einleitung des
Hypnosezustands führen. Es kommt in all diesen Fällen zu einer
Ermüdung des Zensors, wobei dieser jedoch nicht einschläft, sondern nur ein „Nickerchen« macht, so dass er bei jeder ernsthaften
Situation sofort einsatzfähig ist. Hierauf wurde bereits hingewiesen.

Die Ökonomie im Gehirn ermöglicht die Einleitung eines Hypnosezustands. Man bedenke hierzu, dass die Natur alle Vorgänge so eingerichtet hat, dass keine Energie unnötig verbraucht wird. Wenn ich
also die linke Hemisphäre mit unsinnigen Informationen oder über-
flüssigen Reizen belaste, dann geht hier die Aktivität automatisch
zurück. Reduzierte Aktivitäten auf der linken Hemisphäre, also
Reduzierung des Rationalen, des Verstandes, der Vernunft und der
Logik, bedeuten aber nichts anderes als einen veränderten Bewusstseinszustand. Selbst dann, wenn auf der rechten Hemisphäre noch
keine allzu starken Aktivitäten zu erkennen sind.

Jetzt wird auch ganz genau verständlich, warum beispielsweise die
Einleitung der Hypnose durch ein Metronom möglich ist: Das mono- **Metronom**
tone Klacken erfordert von der linken Hemisphäre keine besondere
Aktivität. Ähnlich ist es auch bei dem Verwirrspiel nach dem bekannten amerikanischen Hypnosewissenschaftler *Milton Ericson*. Dieses
Verwirrspiel oder die »Konfusion«, wie es *Ericson* zu nennen pflegt,
ist sehr alt und wurde schon von den Schamanen vor Hunderten von
Jahren benutzt. *Ericsons* »Konfusion« lautete etwa wie folgt: »Wenn **Ericsons**
ich nicht wüsste, dass ich hier sitze, und wenn Sie nicht hier sitzen, **»Konfusion«**
wenn ich nicht wüsste, müsste ich jetzt hier sitzen ...« Er widerspricht
sich immer wieder absichtlich in seinen Suggestionen, so dass der
Patient völlig verwirrt wird und auch hier wieder die Aktivitäten der
linken Seite des Gehirns reduziert werden.

Diese Reduzierung der linken Hemisphäre gilt auch z.B. für das
Fixieren der Fingerspitzen oder einer Bleistiftspitze. Bei genauer Betrachtungsweise trifft dies für jede Hypnoseeinleitung zu. Ich habe
diese Methoden den *grenzschwelligen Fatigue-Effekt* genannt – Fatigue- **Fatigue-Effekt**
Effekt deshalb, weil es zu einer scheinbaren Ermüdung des Proban-
den kommt, d.h. es wird ja primär die Aktivität auf der linken Hemisphäre reduziert.

## Physiologie zur Hypnose

Aus physiologischer Sicht wissen wir, dass es im Hypnosezustand zu einer trophotropen Umschaltung kommt, d. h. zu einer Einschränkung des Sauerstoffverbrauchs, einer Vagotonie (einem Überwiegen oder einer erhöhten Erregbarkeit des Parasympathikus mit Bradykardie, also Verlangsamung in der Schlagfolge des Herzens mit einer Pulsfrequenz unter 60 pro Minute), einer Hypotonie (einem Rückgang des Blutdrucks), einer Miosis (einer Pupillenverengung), einer Hyperazidität (einer Übersäuerung des Magensaftes) und einer erhöhten Darmmotorik und Speichelsekretion.

*Vagotonie*

Im EKG zeigen sich niedrige P-Zacken und ein verlängertes Intervall. Peripher, d. h. in der Haut der Extremitäten, beobachtet man eine relativ geringgradige Durchblutungsstörung. Die einseitige Beeinflussung des Vegetativums soll in Hypnose besonders hervorgehoben werden. So hat mein Vater, *Dr. med. Heinrich Bick*, nicht nur als Erster die Beeinflussung der Herztätigkeit im EKG durch Hypnose nachgewiesen, sondern auch den Grundumsatz in Hypnose beeinflusst und verändert.

Er hat aber auch die Blutsenkungsgeschwindigkeit, den Hämoglobingehalt, den Zuckerspiegel, die innersekretorischen Drüsen ebenso beeinflusst wie die Magentätigkeit, hat die Magensekretion während der Durchleuchtung durch Hypnosebeeinflussung nach zwei bis drei Minuten ganz deutlich verändert. Die Schleimhaut des Magens ließ sich durch hypnotische Beeinflussung in breite Falten wie bei einer chronischen Gastritis legen. Röntgenbilder belegten sogar, dass es zu einer Abschnürung des Magens an der Stelle kam, die während der Durchleuchtung durch Berührung angezeigt wurde, wobei die Suggestion lautete: »An dieser Stelle nimmt der Magen jetzt Kugelform an.«

*Magen-sekretion*

Es lässt sich durch Hypnose nicht nur die Schmerzempfindung im operativen Bereich beeinflussen, sondern auch gleichzeitig die Durchblutung. So war *H. Bick*, ursprünglich Chirurg, in der Lage, als Lieblings-Assistent von *Prof. Sauerbruch* ab dem Jahr 1924 bis ungefähr 1954 bei Operationen die Hypnose einzusetzen.

*Prof. Sauer-bruch*

Selbst die Wärmeregulation haben einige Hypnosewissenschaftler in ihr Forschungsprojekt mit einbezogen und herausgefunden, dass die Rektaltemperatur in Ruhehypnose bzw. in aktiv autohypnoider Versenkung abfällt im Vergleich zur Normaltemperatur. Die Befunde werden als Ausdruck einer zentralen Verstellung der Temperaturregulierung im Hypothalamus und damit als Folge einer Veränderung der zentralen Ansprechbarkeit auf alle afferenten (ankommenden) Temperaturreize gedeutet.

*Hypothalamus*

Das Temperaturempfinden ist beeinflussbar bei einer Kältewirkung auf den entblößten Körper von 10 bis 0° C. Die physische Wärmeregulation dagegen konnte durch Wärmesuggestionen nur gering beeinflusst werden. Periphere Gefäßdilatationen (Gefäßerweiterungen) in Ruhehypnose sind mit der Hypotonie der Muskulatur verbunden, wodurch es bei vielen Hypnosen zu der oft beobachteten Erweiterung des peripheren Gefäßsystems kommt. Aufgrund dieses Effekts kann sich die Muskulatur schneller erholen und parallel dazu die Wundheilung verbessern.

## Neurophysiologische Veränderungen im Hypnosezustand

Es ist mir gelungen, anhand von hirnelektrischen Erscheinungen den veränderten Bewusstseinszustand der Hypnose zu beobachten, und zwar sowohl im EEG über die *Furie-Analyse* (eine harmonisierende Analyse, benannt nach dem französischen Mathematiker *Jean Furie*) als auch über die Darstellung beim *Brainmapping*.

*Furie-Analyse*

Durch Suggestionen lassen sich im EEG am menschlichen Gehirn Veränderungen bzw. Verschiebungen vom Rationalen zum Emotionalen beobachten. Die Registrierung der elektrischen Aktivität des Gehirns ist eine Methode, die unter anderem Aussagen über den Wachzustand bzw. den Wachheitszustand während der Hypnose ermöglicht.

In einer früheren Arbeit konnte ich in meinem Institut für zerebrale Dominanzen die Ergebnisse einer Frequenzanalyse der hirnelektrischen Aktivität darstellen. Die Gehirnströme wurden von der rechten und linken Hirnhälfte getrennt abgeleitet, und zwar erfolgte die Ableitung vom rechten bzw. linken Hinterkopf (Okziput) rechts und links zu den beiden Ohrläppchen und zum Mastoid rechts und links. Die aufgezeichneten Gehirnströme (das EEG) wurden einer Furie-Analyse unterzogen, und im Ergebnis sieht man die für die einzelnen Frequenzbänder zugehörige Intensität. Die so sichtbar nebeneinander stehenden Balkendarstellungen von der rechten und linken Gehirnhälfte ergaben in der Unterschiedlichkeit ihrer Höhe eine statistische Auswertung, die darauf hinweist, dass es vor Einleitung der Hypnose annähernd gleiche Aktivitäten zwischen der rechten und der linken Gehirnhälfte gibt.

*Okziput*

**Rechtshänder**

Der Einfachheit halber sprechen wir jetzt nur vom *Rechtshänder*, um Verwirrungen zu vermeiden und um das Modell so einfach wie möglich zu halten. Bei der Aufzeichnung reizsynchronisierter Veränderungen der EEG-Spektren während der Hypnose bzw. nach Einleitung der Hypnose – wobei rechts und links die Gehirnströme getrennt abgenommen und aufgezeichnet werden – beobachten wir in den Spektren sowohl der Theta- als auch der Alpha-Wellen eine Verschiebung der Gehirnaktivität von links nach rechts gegenüber dem normalen Zustand vor der Hypnose. Im Theta- wie im Alpha-Bereich ist deutlich die Umkehrung von der linken zur rechten Seite in der statistischen Darstellung der Balkenhöhe erkenntlich. So ist beispielsweise die Gehirnaktivität vor der Hypnose im Theta-Bereich fast gleich auf beiden Gehirnhemisphären.

**Theta- und Alpha-Wellen**

25 Minuten nach Einleitung der Hypnose sieht man nur noch 27 % der Aktivität auf der linken und 65 % auf der rechten Gehirnhälfte, auch die Alpha-Wellen bieten ein ähnliches Bild (vgl. S. 26). Diese Verschiebung der Gehirnaktivitäten von links nach rechts ist auffallend und lässt an die Beobachtungen von *Sperry* bzw. dessen *split brain* denken. Auch unsere neueren Untersuchungen, d. h. EEG-Ableitungen, dargestellt im *Brainmapping*, weisen deutlich auf eine Verschiebung von links nach rechts im Bereich des geistigen Erlebens hin, wohlgemerkt beim Rechtshänder.

**Linkshänder**

Dass die Situation beim *Linkshänder* völlig anders ist, sollte sich bei unseren EEG-Experimenten bald herausstellen. Nach ca. 15 EEG-Untersuchungen im Hypnosezustand meinte ich zu meinem Assistenten: »Wir haben bis jetzt rechtshändige Probanden gehabt, wie sieht wohl eine linkshändige Gehirnstromableitung im Hypnosezustand aus?« In dem Moment fiel mein Blick auf den Monitor – ich traute meinen Augen nicht: Alle Darstellungen waren umgekehrt wie bei allen vorhergehenden Probanden. Mein Assistent sprang auf und überprüfte alle Anschlüsse auf ihre Richtigkeit. Nun ist bekannterweise eine der hervorstechendsten Eigenschaften eines Forschers seine Neugierde: Spontan sprach ich den Patienten im Hypnosezustand an: »Sind Sie Rechtshänder?« Seine Antwort: »Nein, ich bin schon immer Linkshänder.«

**Umgekehrte Darstellung**

Nach dieser Erfahrung wurde ich vorsichtiger und fragte den jeweiligen Probanden vor jedem Experiment, ob er Rechts- oder Linkshänder sei, und wir stellten fest: Bei Linkshändern waren die Gehirnstrombilder vorrangig umgekehrt wie bei Rechtshändern, nämlich rechtshemisphärisch zeichneten sich Verstand, Vernunft und Logik ab, linksseitig das Erlebte, Emotionale.

So konnten wir im Verlauf unserer weiteren Untersuchungen drei »umtrainierte« Linkshänder anhand der bildlichen Darstellungen und farblichen Verschiebungen auf dem *Brainmapping* des linken und rechten Gehirns entlarven. Diese drei Probanden gaben sich vor dem Experiment als Rechtshänder aus. Die Gehirnstromableitungen zeigten aber eindeutig einen Linkshänder an. Nach Befragen im veränderten Bewusstseinszustand der Hypnose sahen sie jedoch, dass sie als Kinder linkshändig waren und von den Eltern »umtrainiert« wurden.

Typisch für den Hypnosezustand beim *Brainmapping* ist eine deutliche okzipital-temporale Aktivität (also seitlich hinten) auf der rechten Seite durch intensivere Färbung, hervorgerufen durch die höheren Frequenzen (vgl. S. 57). Dagegen zeichnet sich der Schlafzustand im *Brainmapping* zentral ab (vgl. S. 57). Wenn sich dagegen zentral oder okzipital-zentral im Bild keine auffälligen Aktivitäten abzeichnen, handelt es sich um einen Wachzustand.

Okzipital-temporale Aktivität

## Der neurophysiologische Ablauf und seine spezifischen bioelektrischen Reizantworten im Gehirn

Die Frequenzanalyse der gehirnelektrischen Aktivität in der EEG-Darstellung im Normalzustand, bei der ich mich der *Furie*-Analyse bediene, zeigt ganz spezifische bioelektrische Reizantworten auf Lichtblitze. Diese Reaktionspotenziale (evozierte Potenziale) finden sich nur in Hirnstrukturen, die mit den gereizten Rezeptoren und Nervenbahnen verknüpft sind. Um diese evozierten Potenziale hervorzurufen, bediene ich mich eines Lichtgenerators, der in unkontrollierter Folge in Form eines gleich starken Blitzes auf die Augen des Probanden einwirkte.

Evozierte Potenziale

Im veränderten Bewusstseinszustand der Hypnose sind diese evozierten Potenziale bei immer gleich bleibend starken Blitzen durch Suggestionen beeinflussbar. Sie ließen sich durch entsprechende Suggestionen vergrößern oder verkleinern. Bemerkenswert ist, dass auch andere Reaktionen, die zum Teil paradoxe Formen annehmen, eintreten können. Ich stellte fest, dass dies dann der Fall war, wenn beim Probanden eine entsprechende Konditionierung vorlag. So zeigte ein Proband in Verbindung mit unseren massiven auf ihn einwirkenden Blitzen plötzlich große Angst und berichtete von einer

Situation, in der er bei einem sehr schweren Gewitter als Kind durch unglückliche Umstände aus dem Elternhaus ausgesperrt war.

Ein anderer fühlte sich in die letzten Tage des Zweiten Weltkriegs versetzt und erlebte das Einschlagen von Bomben und Granaten. Plötzlich fiel während dieser Experimente meiner Assistentin versehentlich eine Blechschale auf den Steinfußboden und verursachte einen Höllenlärm. Ich war der sicheren Überzeugung, der Proband wäre nun aus der Hypnose herausgesprungen, doch unser Computerschirm überzeugte uns vom Gegenteil. Ein weiterer Test ergab, dass sich unser Proband in intensivster Hypnose befand. Er war am EEG angeschlossen und zeigte weder körperliche noch mimische Zeichen des Erschreckens. Auch ein Weckeffekt zeigte sich nicht.

*Aus der Hypnose springen*

> Dieser Zufall brachte mir eine weitere Erkenntnis, nämlich die Entdeckung, dass der Weckeffekt (*Arousal*-Effekt) im Hypnosezustand ausbleibt, wenn der Proband mit Lärm erschreckt wird. Es gibt hier also eine eigene Vigilanz, auf die ich eingangs schon hingewiesen habe. Im Schlafzustand oder in anderen bekannten Wachheitszuständen wäre dies wie gesagt so nicht möglich. Der Proband würde aus seiner ruhigen Haltung hochschrecken.

Ich entdeckte weiter, dass ich auch durch Suggestion ohne real stattfindende Blitze diese evozierten Potenziale hervorrufen konnte. Dies war möglich, wenn ich vorher mit den Probanden mit dem Blitzgenerator gearbeitet hatte.

## Kybernetische Betrachtungsweisen der Hypnose und des Rapports

Was bedeutet eine kybernetische Betrachtungsweise im Zusammenhang mit Hypnose und Rapport? Kybernetik ist die Wissenschaft von der Informationsverarbeitung unter Steuerung abstrahierter (verallgemeinerter) Systeme, die bestimmte wesentliche allgemeine Eigenschaften und Verhaltensweisen realer Systeme der verschiedensten Bereiche der Wirklichkeit widerspiegeln. Begriffe wie Information und Steuerung gehören zum Grundkonzept. Die in dem kybernetischen System ablaufenden Prozesse werden vorzugsweise unter dem Gesichtspunkt der Aufnahme, Übertragung und Nutzung von Informationen betrachtet, während sie von den zugleich beteiligten Vorgängen materieller und energetischer Art abstrahiert werden. Damit zusammenhängende Begriffe sind die des Signals, der Kodierung und Modulation.

Signal, Kodierung, Modulation

Auch beim Ablauf der Hypnose finden wir diese Begriffe, insbesondere beim Rapport. Aus kybernetischer Sicht könnte man den Rapport als die Feinabstimmung zwischen einem Sender und dem Empfänger betrachten. In unserem Fall ist der Hypnotisierende der Sender und der Hypnotisierte der Empfänger. Gedankenwellen (Vorstellungen) werden im Gehirn des Hypnotisierenden produziert und unter der Bedingung einer vorherigen gegenseitigen Abstimmung verbalsuggestiv oder mentalsuggestiv auf den Hypnotisierten übertragen. So kann man sich das Prinzip der Suggestion im Rapport des veränderten Bewusstseinszustands der Hypnose gut vorstellen.

Verbal- und mental-suggestiv

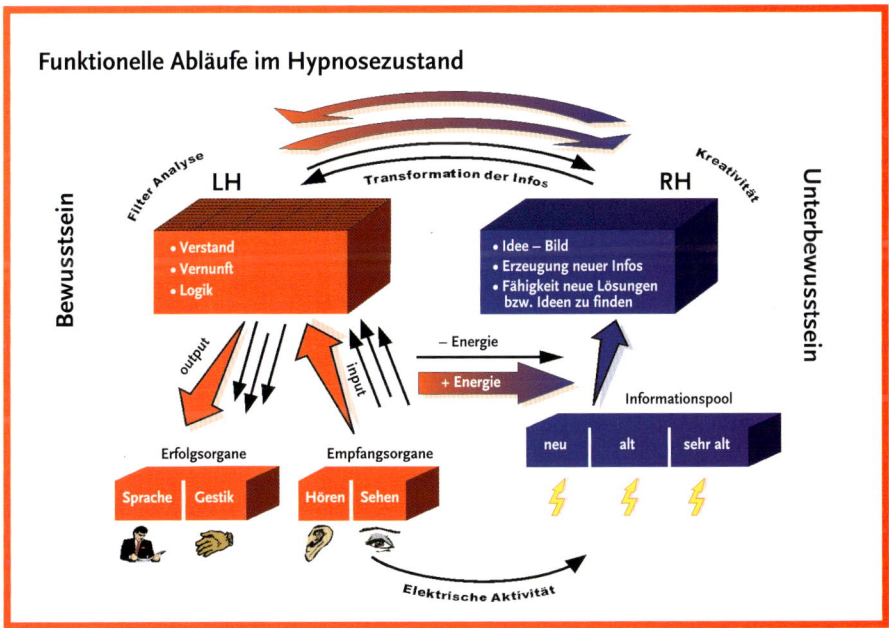

**Funktionelle Abläufe im Hypnosezustand**

*Ein klassisches Bild zur Funktion der bewussten Aufnahme in der linken Gehirnhälfte, also des Kontrollsystems, und der Verarbeitung in der rechten Hemisphäre und ihrer Reaktion*

Grundsätzlich muss man unterscheiden zwischen *nonverbalen*, verbalen und physisch-verbalen Suggestionen. Unter *nonverbalen* Suggestionen verstehen wir eine intensive mentale Konzentration des Hypnotisierenden auf den Vorgang, den der Hypnotisierte vollziehen soll. Die verbale Suggestion ist die übliche Form einer mündlichen Suggestion und die *physisch-verbale* eine mündliche Suggestion, die zusätzlich mit einem körperlichen Erlebnis verbunden ist (s. hierzu das Beispiel »Weintrinker« S. 46).

Bei allen Formen kommt es in der Hauptsache darauf an, dass die Versuchsperson richtig versteht, was der Hypnotisierende meint oder will. Das ist gleichzeitig die Gewährleistung für einen guten Rapport und bedeutet zugleich eine erfolgreiche Hypnose. Die Intensität der Kommunikation zwischen Hypnotisierendem und Hypnotisiertem steigert sich außerdem – wie man sich gut vorstellen kann – in der Reihenfolge nonverbal/verbal/physisch-verbal.

# Was ist eine »Suggestion«?

Ein weiteres Element, das außer dem veränderten Bewusstseinszustand und dem Rapport zur Hypnose gehört, ist die Suggestion. Der Ausdruck – von lateinisch *suggerere* abgeleitet – bedeutet etwas unterschieben, jemandem etwas einflüstern und bezeichnet das Übertragen bestimmter seelisch-geistiger Vorstellungen durch Worte und Handlungen auf andere.

*Stockvis* bezeichnet die Suggestion als die »aktive Beeinflussung der Körper- wie seelischen Ganzheit auf der Grundlage eines menschlichen Grundvorzuges, der gefühlsbetonten (affektiven) Resonanzwirkung«. Das bedeutet: Eine Suggestion seitens des Suggerierenden, in diesem Fall des Hypnotisierenden, setzt sich auf der Grundlage der Aufmerksamkeit und Empfänglichkeit des Probanden um. Dies erklärt auch, dass ein gut funktionierendes und intaktes Gehirn eine bessere Effizienz (Erfolg) des Hypnoseverfahrens erwarten lässt.

**Affektive Resonanzwirkung**

Die Suggestionen sind im täglichen Leben fortlaufend anzutreffen. Sie beeinflussen den Gang des menschlichen Lebens. Es handelt sich dabei jedoch mehr um allgemeine Suggestionen wie z.B. »Sie sehen heute aber nicht gut aus«, die auch einen Reflex in Richtung Krankheit ausüben können.

**!** Spezielle Suggestionen beziehen sich auf einen zielgerichteten Prozess. Von der speziellen beabsichtigten Suggestion sind in unserem Falle die hypnotischen zu unterscheiden. Sie werden zwar vom Suggerierenden bewusst gegeben, der Suggerierte merkt dies jedoch nicht, solange ihm keine Gefahr für Leib und Seele droht. An dieser Stelle möchte ich darauf hinweisen, dass diese Art von Suggestion auch außerhalb des Hypnosezustands missbraucht werden kann, z.B. um jemanden in Angst zu versetzen und gefügig zu machen.

Der frappierende Unterschied der Aufnahme und des Verarbeitens zwischen der in Hypnose gegebenen Suggestion und der im Normalbewusstsein gegebenen Suggestion liegt darin: Der behandelte Proband erkennt im veränderten Bewusstseinszustand der

> Hypnose die Gefahr und springt aus der Hypnose heraus. Damit
> ist er außer Gefahr. Der Betroffene (sich nicht im Hypnosezu-
> stand Befindende) dagegen erkennt im Normalzustand die Gefahr
> nicht. So kann die negative Suggestion wirksam werden.

**Psychovirus** Das ist auch die Entstehungsgeschichte eines Psychovirus, worauf
ich später noch eingehen werde.

## Wie definiert man die Suggestibilität eines Menschen?

> Die Suggestibilität wird als Eigenschaft des Menschen definiert,
> eine suggerierte Idee unkritisch zu akzeptieren, deren Effekt in
> der Regel durch die Messung der Psychomotorik erfasst werden
> kann.

**Allgemeine und spezielle Suggestibilität** Die *allgemeine* Suggestibilität als eine generelle Eigenschaft des Menschen korreliert wenig mit der Hypnotisierbarkeit. Dagegen ist die
*spezielle* Suggestibilität innerhalb der hypnotischen Suggestibilität an-
gesiedelt und wichtig.

Wie wichtig ein einwandfrei funktionierendes Gehirn für den Hypnosezustand ist, ersehen wir aus folgendem Beispiel: Im Rahmen einer Fernsehsendung, die ich 1979 mit dem Saarländischen Fernsehen als wissenschaftliches Experiment mit 16 eineiigen Zwillingen
durchgeführt habe, hatten zwei Pärchen im hypnoanalytischen Verfahren keinerlei Erlebnisreaktionen reproduziert. Wie man im Nach-
hinein feststellte, fehlte der entsprechende Intelligenzgrad, d.h. es
gab eine verminderte Verstandesaufnahme. Beide Pärchen waren
nicht für dieses Hypnoseexperiment brauchbar. Eine Erfahrung, die
ich auch in anderen Fällen beobachten konnte.

## Gefahren negativer Suggestionen

Wie sich negative Suggestionen im täglichen Leben auswirken können, haben wir im vorigen Abschnitt bereits vernommen. Ein Beispiel hierfür, das wir tagtäglich erleben können: Es begegnen sich
zwei Freunde, die sich seit Jahren nicht mehr gesehen haben. Der
eine, von Beruf Diplomingenieur in einem großen Industriebetrieb,
ist sowohl seelisch als auch körperlich völlig abgewirtschaftet. Der

Freund meint es gut mit ihm und sagt: »Mensch, du siehst aber schlecht aus! Du schuftest dich ab und merkst nicht, wie du dabei zugrunde gehst! Du musst dich schonen. Mein Bruder hat es ebenso gemacht wie du und musste letztlich an Lungentuberkuslose sterben.«

»Du siehst aber schlecht aus!«

Nach Hause zurückgekehrt betrachtet sich der Ingenieur im Spiegel und informiert sich in einem einschlägigen Gesundheitsbuch. Er findet die Bemerkungen seines Freundes bestätigt. Kurz entschlossen konsultiert er einen Arzt. Hier erfährt er zu seiner Freude, dass die Untersuchung negativ verlaufen ist und er nicht ernsthaft krank ist. Bis jetzt hatte er noch unter der negativen Suggestion seines Freundes gelitten, war fest davon überzeugt (und fühlte sich auch so), schwer krank zu sein. Nun hat er jedoch durch die positive Nachricht des Arztes und dessen positive Suggestion, er sei so weit gesund, neuen Aufschwung erhalten. Es geht ihm gut.

Wir können uns auch vorstellen, dass solche unüberlegten Worte z. B. im Operationssaal den Erfolg eines chirurgischen Eingriffs beeinflussen können. Aber auch negative Suggestionen, die auf der Intensivstation oder im Altenheim unbeabsichtigt vom Personal fallen, haben ihre negativen Auswirkungen.

Unüberlegte Worte

Eine besondere Gefahr droht unseren Kindern von solchen negativen Suggestionen in unvorstellbarer Härte durch Streit im Elternhaus, durch Gewaltdarstellungen im Fernsehen und anderen Medien. Es ist nachgewiesen und auch ich habe dies in meinen Forschungen bestätigt gefunden, dass alle Informationen, insbesondere von Kleinkindern, sehr genau aufgenommen werden. Dies geschieht auch, weil Kinder z. B. heftige Streitigkeiten noch nicht genau einordnen können (natürlich auch Schlägereien und Erschießungen etc. im Fernsehen). Viele entwickeln daraufhin Lebensangst und andere schwere psychische Störungen.

**Ein Beispiel für solcherlei Auswirkungen negativer Suggestionen, die ein Kind bereits im Mutterleib registriert:**

*Marion* (14 Jahre alt) kommt zu mir in Behandlung. Im hypnoanalytischen Verfahren schildert sie Folgendes: Zwei Monate vor ihrer Geburt (sie sollte als uneheliches Kind zur Welt kommen) erfährt sie im Mutterleib eine ganz heftige Auseinandersetzung zwischen ihrem Erzeuger, ihrer leiblichen Mutter und deren Eltern. Hierbei fielen in etwa die Worte: »Du bist schon wieder schwanger, du weißt doch, dass du das Kind nicht behalten darfst. Du weißt doch, dass das Kind wieder adoptiert werden muss!«

Die Geburt des Kindes war äußerst kompliziert. Dies ist im Übrigen bei allen unerwünschten Babys immer wieder zu beobachten. In diesem Fall wurde das Mädchen, kaum geboren, tatsächlich sofort zur Adoption freigegeben. Es kam zu guten Adoptiveltern, die sich sehr um es kümmerten, ihm die Liebe angedeihen ließen, die ein Kind braucht.

Aber je älter das Mädchen wurde, umso mehr zeigten sich erhebliche Schwierigkeiten. Der Besuch der Schule wurde zur Qual. Zu mir wurde *Marion* gebracht wegen Identifikationsschwierigkeiten. Sie hatte das Gefühl, sich nicht behaupten zu können, und dieses Gefühl und die Angst uferten immer mehr aus. Es fehlte ihr das Interesse und überhaupt der Antrieb und das Durchsetzungsvermögen. Im hypnoanalytischen Verfahren sagte sie: »Ich darf ja nicht leben und nicht existieren.« Auf die Frage »Warum nicht?« verwies sie auf die negativen Informationen (s. o.), die sie im Mutterleib erfahren hatte.

Ich bezeichne dieses Phänomen, das ich immer wieder bei den Menschen erlebe, als »Frust im Mutterleib«. Im obigen Fall konnte ich die Probandin zurückführen in die Zeit vor der Geburt. Tatsächlich berichtete mir die 14-Jährige spontan in der Hypnose genau dieselben Worte, die die Großeltern ihrer Mutter während der Schwangerschaft an den Kopf geschleudert hatten ...

Wir sehen hier die Überlegenheit des hypnoanalytischen Verfahrens gegenüber allen psychotherapeutischen einschließlich des psychoanalytischen Verfahrens ganz deutlich. In den psychotherapeutischen Verfahren sucht man die Nadel im Heuhaufen, die man jedoch in diesem Fall nicht finden kann, weil diese Informationen für solche Verfahren verschlossen sind und bleiben. Im hypnoanalytischen Verfahren können wir gezielt Fragen stellen und bekommen die treffende Antwort, was in allen anderen Verfahren, wie gesagt, nicht möglich ist.

Nach dem hypnoanalytischen Verfahren und dem Bewusstwerden der Ursachen und Zusammenhänge ihrer Beschwerden trat eine erhebliche Besserung bei der Probandin ein. Sie fand ihre Identifikation, konnte sich nun durchsetzen und behaupten und auch beim Lernen machte sie Fortschritte.

Da solche Kasuistiken keine Einzelfälle darstellen, möchte ich an dieser Stelle vor leichtfertig gemachten negativen Äußerungen aller Art genauso wie vor Streit in Anwesenheit einer Hochschwangeren oder bei Anwesenheit von Kleinstkindern und Kindern warnen. Die Schädigungen, die ich in diesem Zusammenhang gesehen habe, sind verheerend.

## Lassen sich Imaginationen und Visualisierungen realisieren?

Das lateinische Wort *imago* bedeutet »Vorstellungsbild«. Es ist ein Bild, das ein Einzelner oder eine Gruppe von einer Sache oder einer Person hat. Die Imagination ist eine uralte magische Praxis und dient neben dem Heilen auch anderen magischen Praktiken. Sie ist die typische Anwendung der Schamanen. Für den Schamanen oder **Schamanen** Magier, also den Ausführenden einer Imagination, ist der Trancezustand dabei unabdingbar. Die rechte Gehirnhemisphäre enthält nach wissenschaftlichen Erkenntnissen jene besonderen Komponenten, die für die Speicherung von Vorstellungsbildern und ihrer Abrufbarkeit sowie auch deren Verarbeitung von Bedeutung sind.

Die Interventionsmöglichkeit im Hypnosezustand in Bezug auf die Imagination kann durchaus positiv gesehen werden. Die Imagination bietet insbesondere einen guten Zugang zu unserem Gesundheitszustand. Hier findet sich ein optimaler Weg für die Hypnose, unseren Körper vor Stressgefahren zu schützen, alle Organe positiv **Stress-** anzusprechen und unsere Abwehrkräfte (Immunsystem) zu steigern. **gefahren** Zu einer erfolgreichen Persönlichkeit gehören immer ein gesunder Körper, einer gesunder Geist und eine gesunde Seele.

Im Gegensatz zu der Imagination werden bei der Visualisierung verbale Vorstellungsbilder umgesetzt. Bei der Imagination im Hypnosezustand kann man dem Unterbewusstsein ein Vorstellungsbild **Vorstellungs-** so eingeben, dass es als eigenes Produkt reproduziert und verwirk- **bilder** licht wird.

Bei der Visualisierung dagegen wird ein reeller Gegenstand oder eine reelle Tatsache visuell vergegenwärtigt, dem Unterbewusstsein zugeführt und durch besondere Energien nach quantenphysikalischem Prinzip über den Hyperraum umgesetzt. **Hyperraum**

> Während die Sprache das Denken in Worten wiedergibt, bedeutet Visualisierung das Denken in Bildern. Die *visualisierten* Vorstellungsbilder sind geordnet. Die *imaginierten* Vorstellungsbilder müssen geordnet werden. Vorrangig für die Visualisierung bedeutet das, dass solche geistigen Bilder als Pläne, als Wegweiser für unsere Reaktionen dienen.

Die Merkleistung beim »Hören« liegt bei 5 bis 10 %. Dagegen erfährt die Merkleistung bei gleichzeitigem »Hören« *und* »Sehen« eine erhebliche Steigerung unserer Gehirnleistung. Das Gedächtnis nimmt in diesem Falle die Informationen mit 30 bis 50 % auf, die erinnert und reproduziert werden können. Auch hier kommen wieder die zerebralen Dominanzen ins Spiel. In diesem Zusammenhang besagen diese, dass bildhafte Informationen in der rechten und Wortinformationen in der linken Gehirnhälfte verarbeitet werden. Hieraus wurde **Duale** die *These* der *dualen Kodierung* (doppelte Verschlüsselung) entwickelt, **Kodierung** die besagt, dass Informationen, die sowohl wörtlich als auch bildlich vermittelt werden, besonders gut im Gedächtnis haften.

Wir können im Prinzip eine positive oder eine negative Programmierung vornehmen. Wir können uns entscheiden, Gesundheit oder Krankheit zu visualisieren. In der heutigen Zeit sind die Menschen mehr geneigt, in Gesundheitsfragen dem negativen geistigen Bild zu folgen. Ich bin der Meinung: Würden die Menschen mehr über die Gesundheit sprechen, hätten wir mehr Gesunde als durch jede ärztliche Behandlung. Bei immer wiederkehrenden negativ reproduzierten Bildern handelt es sich ja bereits um eine beginnende »geistige **Geistige** Umweltverschmutzung«. Diese kann sich in alle möglichen Bereiche **Umweltver-** des Lebens ausdehnen. **schmutzung**

Die Tatsache, dass man mit positivem Denken, Handeln und Leben auch positive Bilder erzeugen kann, mache ich mir täglich zunutze, wenn ich meine Probanden im veränderten Bewusstseinszustand der Hypnose nicht verarbeitete Erlebnisse nachvollziehen und verarbeiten lasse. Eine weitere Möglichkeit, dies zu praktizieren, bietet sich auch im *Bick'schen Mentalen Autogenen Training (BMAT)* im Anschluss an die Ruhe-Visualisierung in den erweiterten Visualisierungen an (vgl. S. 108 ff). Über die spektakulären Erfolge beim *Coaching* wird auf Seite 98 berichtet.

## Hypnosepotenzial, ein erlerntes Kapital

**Vorleistung** Das Hypnosepotenzial stellt eine Vorleistung der Hypnotisierbarkeit **der Hypnoti-** auf Lebenszeit dar. In nicht seltenen Fällen erfordert das Erlernen des **sierbarkeit** Hypnotisiertwerdens eine lange Vorbereitungszeit. Ein Mensch jedoch, der einmal gelernt hat, hypnotisiert zu werden, hat eine Vorleistung erbracht, die ihm im Bedarfsfall die Möglichkeit eröffnet, sofort in jede Art von Hypnosebehandlung einzusteigen und sich damit diese Vorbereitungszeit zu ersparen.

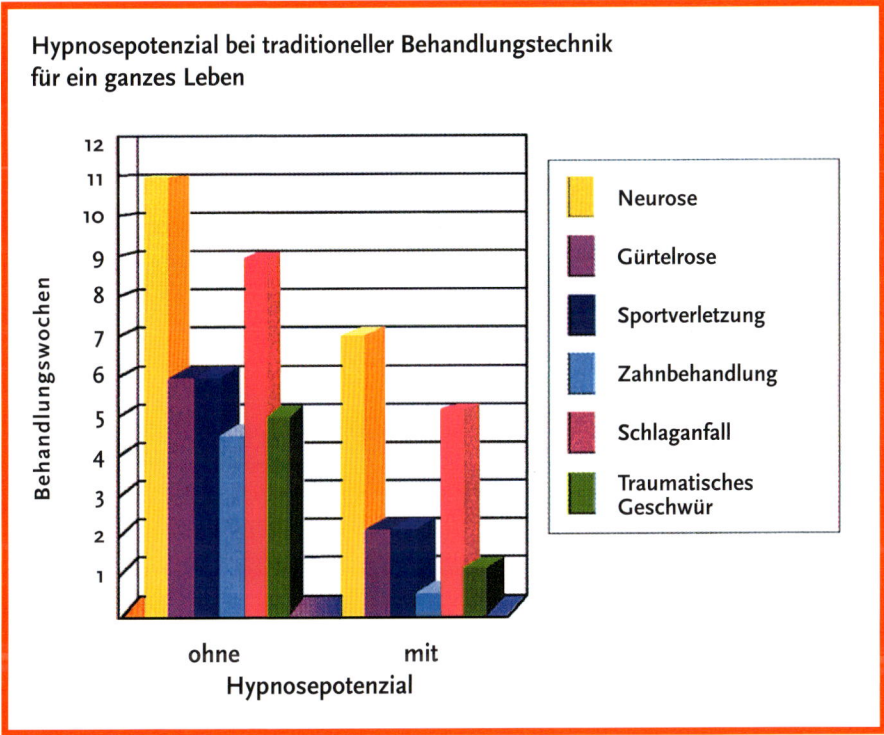

**Hypnosepotenzial bei traditioneller Behandlungstechnik für ein ganzes Leben**

Legende:
- Neurose
- Gürtelrose
- Sportverletzung
- Zahnbehandlung
- Schlaganfall
- Traumatisches Geschwür

y-Achse: Behandlungswochen (1–12)
x-Achse: ohne / mit Hypnosepotenzial

Das Hypnosepotenzial beruht auf den insgesamt über 70-jährigen ärztlichen Erfahrungswerten von meinem Vater und mir mit der Hypnosetherapie. Auf dem Internationalen Kongress für Hypnose im April 1993 in Mailand berichtete ich zum ersten Mal von unseren Entdeckungen und langjährigen Beobachtungen, die den Verwendungswert der Hypnose und ihre Rentabilität in ein neues Licht stellten, unter dem Titel »Hypnosis as an advanced therapy for lifetime« (Hypnose als eine fortgeschrittene lebenslange Therapie).

Erfahrungen mit einer Reihe von Patienten, wie wir sie im Laufe vieler Jahre wegen der verschiedensten Beschwerden einer Hypnosetherapie bzw. einem Hypnotraining unterzogen haben, zeigen eindeutig, dass sich bei allen weiteren Behandlungen, die nach der Erstbehandlung folgten, die Vorbehandlungszeit des Erlernens des Hypnotisiertwerdens erübrigte. Diese erworbene Fähigkeit hält unvermindert ein ganzes Leben lang an, bis ins hohe Alter.

*Wer einmal gelernt hat, hypnotisiert zu werden, ist für sein ganzes Leben hypnotisierbar, spart dann viel Zeit und Geld ein.*

Selbstverständlich ist mit dieser Tatsache auch eine Kostenreduzierung verbunden. Man kann also sofort mit der eigentlichen

Behandlung beginnen. Dies bedeutet eine Zeiteinsparung gegenüber dem von mir beschriebenen und neu entwickelten 2- bis 3-tägigen Blocksystem von acht bis zwölf Stunden Hypnose (nach dem alten System etwa vier Wochen). Der Patient kann sich somit sofort und jederzeit einer Hypnosebehandlung mit voller Effizienz unterziehen, sei es einer *ärztlichen, zahnärztlichen* oder *psychotherapeutischen.*

**Schlafwandler**

Der Vollständigkeit halber möchte ich hier noch den veralteten Begriff des Somnambulismus (das lateinische Wort *somnum* bedeutet Schlaf) in seinem Ursprung erklären und auf seine heutige Bedeutung hinweisen. Bei den frühen Hypnoseärzten wurde der Begriff Somnambulismus vom Verhalten der Schlafwandler abgeleitet. Da das Verhalten des Hypnotisierten dem des Schlafwandlers sehr stark ähnelte, wurde es für den Hypnosezustand mitverwendet. Heute ist der Begriff Somnambulismus wieder ganz auf seine ursprüngliche Bedeutung beschränkt.

# Klassische Erscheinungsformen des Hypnosezustands

Der in Hypnose befindliche Proband bietet, wenn er nicht durch eine Fremdsuggestion in Aktion gebracht wird, den Anblick eines ruhig »Schlafenden«. Er ist völlig unauffällig und hat normalerweise die Augen geschlossen. Die Körperfunktionen zeigen eine gelöste Mittelstellung; passiv angehobene Gliedmaßen fallen, wieder losgelassen, in die alte Lage zurück.

**Gelöste Mittelstellung**

Der Hypnotisierte ist schläfrig, schlaff und in der Atmung zeigt sich eine relativ verlängerte Einatmung, so dass das Ein- und Ausatmen etwa gleich lang dauert, wie beim Nachtschlaf. Pulsfrequenz und Blutdruck bleiben beim Gesunden unverändert, beim Bestehen funktioneller Unregelmäßigkeiten zeigt sich eine Tendenz zum Ausgleich. Das passive Heben (Nachhelfen beim Heben mit dem Zeigefinger seitens des Hypnotisierenden) des Oberlides, das Verhalten der Pupillen, der Sehnen und Hautreflexe zeigt nichts Charakteristisches.

Es gibt allerdings ein wichtiges Merkmal, das der amerikanische Wissenschaftler *Prof. H. Spiegel* sogar als Anzeichen eines Hypnosezustands gewertet sehen will. Nach seinen Beobachtungen sind die Pupillen dann sehr stark nach oben gerichtet, so dass man beim Heben des Lides nur das Weiße des Auges sieht.

Ist die Versuchsperson längere Zeit sich selber überlassen, so intensiviert sich der veränderte Bewusstseinszustand der Hypnose. Normalerweise bietet die hypnotisierte Person das Bild eines tief schlafenden Menschen. Vielen unbekannt ist aber, dass der in Hypnose befindliche Proband auch dann noch im Hypnosezustand sein kann, wenn man ihn die Augen öffnen lässt.

Auch hier gibt es wieder einen Unterschied: Befindet er sich lediglich in einem Hypnosezustand, in dem man ihn durch Suggestion die Augen öffnen ließ, so zeigt er primär einen starren Blick, den so genannten Blick ins Leere. Ist er dagegen durch eine Suggestion zu einer zusätzlichen Handlung aufgefordert, lässt man ihn z. B. etwas schreiben oder eine andere Handlung ausführen, die auch im Alltag mit offenen Augen ausgeführt werden muss, so scheint es, als ob er überhaupt nicht in Hypnose wäre.

**Der Blick ins Leere**

Lediglich der Rapport zwischen Hypnotisierendem und Hypnotisiertem lässt erkennen, dass der Hypnosezustand andauert. Befolgt der Hypnotisierte die Anweisungen des Hypnotisierenden, kann sogar eine ganz normale Kommunikation, also ein Gespräch stattfinden. Der Hypnosezustand ist also offensichtlich für den Laien schwer erkennbar.

**Hypnose richtig erkennen**

## Affekte in der Hypnose

Affekte (Gefühle) lassen sich im Hypnosezustand verändern. Durch Suggestionen in der Hypnose können sämtliche subjektive Erscheinungen der menschlichen Seele und ein großer Teil der objektiv bekannten Funktionen des Nervensystems produziert, beeinflusst, verhindert, modifiziert, gelähmt oder gereizt werden.

Die seelische Stimmung kann suggestiv leicht beeinflusst werden, Lust und Unlust lassen sich besonders in der intensiven Hypnose mit größter Leichtigkeit suggerieren, ebenso können Traurigkeit und Heiterkeit – oft überaus schnell und wechselhaft – außerordentlich leicht erzeugt werden. Noch leichter schließen sich die Affekte Liebe, Hass, Angst, Zorn, Schrecken an die suggestiv erzeugte Situation an. Beispielsweise entsteht Zorn, wenn man dem Hypnotisierten die Anwesenheit eines ihn reizenden Feindes suggeriert.

**Leichte Beeinflussbarkeit**

Wir wissen, dass normalerweise somatische Funktionen wie Menstruation, Pollution, Schweißsekretion und Verdauung vom Dynamismus des Großhirns (also automatisch) gesteuert werden. Durch Suggestion können wir sogar diese Funktionen nachweisbar beeinflussen.

**Brandblasen**

Im veränderten Bewusstseinszustand durch Suggestion Brandblasen zu erzeugen, ist eine relativ leichte Übung. Praktisch läuft der Vorgang wie folgt ab: Der Hypnotisierende suggeriert dem Probanden, der sich im veränderten Bewusstseinszustand der Hypnose befindet und die Augen geschlossen hat (also nicht sehen kann, was tatsächlich geschieht), er habe einen glühenden Pfennig, den er auf die Haut des Probanden legen werde. Der Proband zuckt, als würde er eine schmerzende Verbrennung erleben. Schon bald stellt sich tatsächlich eine Art Brandblase an der in Wirklichkeit natürlich nur leicht mit der Hand berührten Stelle ein.

> Die starke Beeinflussbarkeit durch Suggestionen im Hypnosezustand eröffnet viele positive Möglichkeiten für das Heilen.

**Die Phänomene der Affektbeeinflussung im Hypnosezustand habe ich selbst experimentell untersucht und filmisch dokumentiert.**

Dabei konnte ich bei einer männlichen Versuchsperson durch die Suggestion, er freue sich über einen Witz, den man ihm erzählt habe, typische Verhaltensformen beobachten. Er lachte laut, schlug sich auf die Schenkel und zeigte eine amüsierte Mimik.

Derselben Versuchsperson wurde kurz danach die Suggestion gegeben, sie habe eine traurige Nachricht erhalten. Danach veränderte sich ihr Gesichtsausdruck schlagartig. Sie zeigte Niedergeschlagenheit und Trauer. Ich bezeichnete die Nachricht wiederholt als erschütternd, worauf die Versuchsperson mit Tränen und fassungslosem Kopfschütteln reagierte. Der Mann rieb sich die Augen und griff zum Taschentuch, um sich die Tränen zu trocknen.

Auf die Suggestion, die Decke über ihm sei im Begriff einzubrechen, reagierte er mit aufgerissenen Augen, Anspannung der Muskulatur, erhöhter Pulsfrequenz, Angstschweiß und er nahm eine völlig verkrampfte Haltung ein. Erstaunen in Mimik und Gestik ließ sich dadurch produzieren, dass er die Suggestion erhielt, die Decke sei zwar gerissen, stürze aber nicht ein. Er reagierte mit fassungslosem Kopfschütteln und Erleichterung.

Ich suggerierte ihm nun, jemand habe ihn fürchterlich beleidigt und angegriffen. Hierauf reagierte unser Proband mit Zorn, seine Muskulatur spannte sich an. Er ballte die Fäuste, drohte mit dem Finger und wollte nach dem Feind greifen.

Ein völlig anderes Verhaltensbild konnte dem Probanden unmittelbar danach entlockt werden, als ich ihm ein Stofftier in die Hand gab mit der Suggestion, dass sei etwas Liebes, Zartes, ein nettes Tierchen. Unser Proband zeigte Gutmütigkeit. Er amüsierte sich, liebkoste, schaukelte und kraulte das Stofftier.

Ein besonders beeindruckendes Bild gab er bei der Suggestion, es sei sehr kalt im Raum – minus 20° C. Sofort trat eine Muskelreaktion ein, und er schlug den Kragen seines Jacketts hoch, steckte seine Hände unter die schützende Jacke und schnatterte und klapperte mit den Zähnen. Beim Aufheben der Kältesuggestion rieb er sich immer noch die Finger und Hände, wie dies, wenn man aus der Kälte kommt, üblich ist.

Unmittelbar danach suggerierte ich ihm das Auftreten plötzlicher großer Hitze durch eine defekte Heizung. Dies löste eine umgekehrte Reaktion aus. Er öffnete seinen Hemdenknopf, zog seine Jacke aus und versuchte sich Luft zu machen. Sein Gesicht rötete sich, Schweißperlen wurden sichtbar, und er griff zum Taschentuch, um sich die Stirn zu trocknen.

Durch entsprechende Suggestion gelang es mir bei meinem Probanden die Geschmacksempfindung zu verändern. Ich reichte ihm eine saure Gurke, offerierte sie ihm als Schokolade und ließ ihn essen. Er biss mit großem Appetit in die vermeintliche Schokolade und verlangte nach mehr. Dass es sich in Wirklichkeit um eine saure Gurke handelte, wurde von ihm weder anhand der Konsistenz noch des Geschmacks wahrgenommen.

Bei dem umgekehrten Experiment (ein Stück Schokolade wurde als saure Gurke angeboten) weigerte er sich zunächst zu essen, roch daran und biss erst nach mehreren Suggestionen hinein, verzog aber dabei sein Gesicht, als habe ich ihm Essig gegeben. Trotz guten Zuredens war er nicht mehr zu bewegen, noch einmal in diese angeblich saure Gurke hineinzubeißen.

Abschließend sei noch einmal betont, dass all das hier Geschilderte filmisch dokumentiert ist und jederzeit nachgewiesen werden kann.

**Filmisch dokumentiert wurde auch die folgende Geschichte eines besonders beeindruckenden Experiments.**

Ich erlebte es mit der gleichen Versuchsperson, als ich ihr das dargereichte Glas Wasser mit der Suggestion, es handle sich hier um einen schweren und guten Wein, gab. Schon beim ersten Schluck zeigte der Mann die Gestik eines Weinkenners: Er begann den Wein zu beißen und prüfend zu kosten. Er sagte, dieser Wein sei wirklich gut, jedoch ein bisschen zu schwer. Nach dem ersten Glas erklärte er, der Wein steige ihm zu Kopf.

Um das Experiment zu vervollständigen, erhielt er nicht nur ein weiteres Glas von dem feinen »Wein«, sondern ich überredete ihn noch, einen guten Schnaps zu probieren. Ich reichte ihm also noch ein Glas dieses Leitungswassers. Er kippte den »Slivovitz« hinunter, schüttelte sich und verzog den Mund und gab das Glas mit der Bemerkung zurück, das sei aber ein starker Schnaps. Er wurde sehr heiter, bekam einen roten Kopf, und sein beschwipstes Benehmen nahm zu. Ich befragte ihn nach seinem Befinden, worauf er völlig betrunken lallte: »Karussell, Karussell.« Er zeigte immer deutlicher das Bild eines stark Alkoholisierten.

Nachzutragen ist, dass die geschilderten Experimente in einem Zeitraum von ungefähr ein bis eineinhalb Stunden durchgeführt wurden. Erwähnenswert ist auch, dass die Versuchsperson fast während der ganzen Serie die Augenlider offen hatte und die Suggestionen dennoch bedingungslos befolgte. Der Blick zeigte das typische Phänomen: Er war ins Leere gerichtet. Und doch nahm er mich von Zeit zu Zeit wahr. Dies war auch aus dem exakten Entgegennehmen der gereichten Gegenstände ersichtlich.

**Offene Augenlider**

## Akustisch veränderte Wahrnehmungen im Hypnosezustand

Ein weiteres Phänomen ist die Hyperakusie, d. h. leise Töne werden überlaut wahrgenommen. Ein übersteigertes Hörvermögen und Taubheit, Lichtempfindlichkeit und Blindheit sowie allgemeines Wohlbefinden lassen sich im Hypnosezustand ebenfalls so verändern wie die bereits erwähnten Affekte.

Wenn auch nach allgemeiner Meinung von allen Sinnen das Gehör durch die Hypnose nur schwer oder erst ganz zuletzt verändert werden kann, ist doch gesichert, dass im veränderten Bewusstseinszustand der Hypnose eine Hyperakusie (eine Überempfindlichkeit des Gehörs) eintreten kann. Schon *Braid*, der Namensgeber der Hypnose, fiel dies auf, als er feststellte, dass der Hypnotisierte rund drei Meter hinter ihm sein Hauchen, das er selbst trotz seines sehr scharfen Gehörs nicht hörte, wahrnahm.

**Ein sehr beeindruckendes Beispiel hierzu:**

Wie gewaltig ein stummes Telefon stören kann, zeigte mir wieder einmal wie schon oft bei meinen Forschungen »Assistent Zufall«, wie ich zu sagen pflege. Für das bereits erwähnte wissenschaftliche Experiment im Saarländischen Fernsehen zum Thema Erbinformationen (»Ich bin mein eigener Ahne«) 1979 mussten die 16 eineiigen Zwillinge regelmäßig ein- bis zweimal pro Woche, um den Hypnosezustand zu erlernen, trainiert werden. Zu diesem Zweck standen uns Räumlichkeiten des Saarländischen Fernsehens zur Verfügung.

Eines Tages mussten wir jedoch in die Privatwohnung eines Fernsehredakteurs ausweichen. Das Wohnzimmer war groß genug, um allen Teilnehmern bequem Platz zu bieten. Doch störte uns das Läuten des Telefons. Wir beschlossen, den Apparat in einem Nebenraum in zwei Decken einzuwickeln und unter einer dritten zum Schweigen zu bringen. Zuvor hatten wir vorsichtshalber sogar den Hörer abgenommen. Der wurde ebenfalls eingewickelt, damit das Freizeichen nicht störte. So konnte die Hypnosesitzung beginnen. Alle waren der Meinung, der Störenfried Telefon sei ausgeschaltet. Ich führte mit den Probanden die gewohnte Leerhypnose (Hypnose ohne Suggestion) durch. Dies ist das übliche Lerntraining für die Hypnoanalyse. Anwesend war ein Journalist, der über unsere Arbeit berichten wollte.

Nach Beendigung der Hypnose protestierten die Probanden. Sie erklärten übereinstimmend, diese Hypnosesitzung sei fürchterlich gewesen, viel zu gestört. Es war kaum zu glauben: Meine Probanden beschwerten sich über das tutende Freizeichen, das während der Hypnose aus dem Telefonhörer gekommen war. Ich bat um absolutes Stillschweigen und alle lauschten: Nichts war zu hören. So brachte ich das Telefon samt Verpackung in den Raum. Nach dem Auspacken konnten wir uns alle von dem nur in der Hypnose wahrgenommenen Dauerton überzeugen. Die in der Hypnose befindlichen Teilnehmer wiesen eine erhöhte Hörfähigkeit, also eine niedrigere Hörschwelle auf. Jeder Hypnotisierende sollte wissen, dass es im Hypnosezustand spontane Veränderungen, sei es Herabsetzung oder Erhöhung des Gehörvermögens, aber auch eine Erweiterung des Gesichtssinnes gibt.

**Zum Thema erweiterter Gesichtssinn ein Beispiel:**

Nachdem ich eine Probandin in dem Behandlungsraum, der vom angrenzenden Büroraum akustisch wie auch sichtmäßig durch Spezialwände und -türen (aus Blei) absolut abgetrennt war, in Hypnose gebracht hatte, verließ ich den Behandlungsraum wie üblich, um ihr Gelegenheit zu geben, in den nachfolgenden 25 Minuten eine optimale Umschaltung zu vollziehen. In jenem Raum schaute ich in dieser Zeit liegen gebliebene Post durch.

Plötzlich riss die Probandin die Tür des Behandlungsraums auf. Sie schrie (und dies alles im veränderten Bewusstseinszustand der Hypnose): »Ich habe gerufen und geklopft. Kein Mensch hört mich. Kein Mensch kümmert sich um mich. Und Sie lesen gelbe Briefe, während ich in Hypnose bin, anstatt dazusitzen und aufzupassen, dass mir nichts passiert.«

Anzumerken ist, dass die Probandin mit dem Verfahrensablauf noch nicht genug vertraut war und glaubte, ihr könne ohne andauernde ärztliche Begleitung während des Hypnosezustands etwas zustoßen.

Äußerst bemerkenswert war auch, dass sie im Behandlungsraum das Rascheln von Briefen wahrnahm und den gelben Brief, den ich tatsächlich gelesen, aber – als sie in der Tür stand – bereits seit einiger Zeit wieder zurückgelegt hatte, im Behandlungsraum während der Hypnose gesehen hatte.

## Aktive und passive Halluzinationen

Halluzination bedeutet Sinnestäuschung in Form einer Scheinwahrnehmung. Wir unterscheiden die *passive* und die *aktive* Halluzination.

Ein Beispiel für die *aktive* Halluzination: Der Hypnotisierende suggeriert dem Hypnotisierten: »Eine Spinne sitzt auf der rechten Hand!« Der Hypnotisierte sieht nun diese Spinne wirklich und reagiert, als wäre sie dort vorhanden. Führt man ihn nun, bevor er im Hypnosezustand das Tier verjagt hat, in den normalen Bewusstseinszustand zurück, so ist er völlig erstaunt, dass es nie eine Spinne gegeben hat.

Ein Beispiel für die *passive* Halluzination: Hier bekommt der Hypnotisierte die abstrahierende Suggestion: »Ihr rechter Zeigefinger ist weg!« Nach der Rücknahme des hypnotischen Zustands ist er sehr erstaunt, dass der Finger vorhanden ist.

In ganz seltenen Fällen kann eine *positive* Halluzination (ich erinnere hier an den erwähnten langen Finger einer Probandin; vgl. S. 25) spontan auftreten, noch seltener eine *negative*. Im Falle der aktiven Halluzination ist etwas da, was eigentlich nicht da ist, im Fall der passiven dagegen ist in der Halluzination etwas weg, was in Wirklichkeit da ist.

Diese halluzinatorischen Phänomene haben der Hypnose jenen mysteriösen, glorifizierenden Anstrich verschafft, der bis heute viele Scharlatane veranlasst hat, sich mit ihr zu befassen, der aber auch auf der anderen Seite viele nüchterne Wissenschaftler und Naturforscher davon abhielt, sich wissenschaftlich mit der Hypnose auseinander zu setzen. Show-Hypnose macht hier keine Ausnahme.

Im medizinisch-wissenschaftlichen Bereich kann man diese positive Halluzination als Hilfsparameter (also Hilfsanzeiger) für den Hypnosezustand heranziehen. Bei genauerer Beobachtung kann man hier die Erscheinung des doppelten Bewusstseins am besten erkennen: Das Oberbewusstsein, d. h. die linke Gehirnhälfte, die im normalen Bewusstsein die Oberhand hat, sieht nichts. Das Unterbewusstsein, das im Hypnosezustand ja höhere Aktivitäten erlangt, sieht die vermeindlichen Gegenstände und nimmt sie wahr.

Die negative Halluzination ist das Gegenteil der positiven, in ihr werden materiell vorhandene Gegenstände oder Geräusche den Sinnen entzogen. Die negative Halluzination ist ein Phänomen, das in der Schmerztherapie gelegentlich mit großem Erfolg zur Anwendung kommt. Der Hypnotisierende kann z. B. bei Phantomschmerz dem Gehirn des Patienten suggerieren, dass das betroffene Glied tatsächlich nicht existiert. Der Proband wird schmerzfrei, denn was nicht existiert, kann keinen Schmerz verursachen.

*Phantom-schmerz*

## *Der apportierende Fotograf*

Ein Journalist, damals tätig bei »Bild & Funk«, schrieb über seine Erfahrungen mit mir in seinem Artikel »Hypnotiseur lässt Fotografen einschlafen« wörtlich: »Dass *Dr. Bick* diese Showtricks des Hypnotiseurs auch beherrscht, demonstrierte er bei einem »Bild & Funk«-Interview in seiner Klinik. Bei seinem Experiment setzte sich *Dr. Bick* vor Fotograf *Wolf Sander* und sagte: ›Sie sind jetzt müde, müde, müde und Ihre Augen, Arme, Beine sind müde, entspannt, ganz schwer‹ usw. Nach ca. 30 Sekunden ist Fotograf *Sander* im veränderten Bewusstseinszustand – ›weg‹. Jetzt lässt ihn *Dr. Bick* Arme und Beine heben. Und dann geschieht das Erstaunliche: Fotograf *Sander* spielt auf Wunsch des Arztes Hund und apportierte sogar eine Zeitung.«

*Showtricks*

Er schreibt weiter: »Das Experiment wird abgebrochen. *Dr. Bick:* ›Sie wachen jetzt auf, alle Körperfunktionen arbeiten normal. Sie öffnen die Augen, fühlen sich wach und ausgeruht.‹ Drei Minuten später: *Sander* hat nur noch ganz verschwommene Vorstellungen von dem Geschehen …«

Was war geschehen? Dem Experiment ging eine provokative Aufforderung des Journalisten voraus: Er erklärte: »Sie schaffen es nie, dass sich mein Kollege wie ein Hund auf dem Boden herumbewegt und mir eine Zeitung apportiert.« Um diesem vorwitzigen Journalisten eine Lehre zu erteilen, ließ ich den Fotografen im Hypnosezustand tatsächlich eine Zeitung apportieren.

*Produktive Aufforderungen*

## Das veränderte Zeitgefühl

Ein weiteres Phänomen, das während des Hypnosezustands auftritt, ist das veränderte Zeitgefühl des Hypnotisierten. Es ist meist verschoben, d.h. es kann verkürzt oder verlängert sein. Das veränderte Zeitgefühl im Hypnosezustand ist so häufig, dass man es sogar als Parameter für einen echten Hypnosezustand verwendet hat.

**Parameter Zeitgefühl**

Eine Patientin, an einem Sonntag zur Behandlung bestellt, empfand den Hypnosezustand an diesem Tag als unendlich lang. Sie wurde schon kurz nach der Einleitung unruhig und glaubte, man habe sie vergessen und sie säße bereits seit Stunden da. In Wirklichkeit saß sie aber nur die üblichen 20 Minuten, d.h. routinemäßig hätte sie nur fünf Minuten warten müssen, dann wäre nach unseren Erforschungen die optimale Umschaltung im Gehirn von der linken zur rechten Hemisphäre zu erwarten gewesen.

In diesem Falle trat bei der Patientin jedoch durch das veränderte Zeitempfinden der erwähnte Spontaneffekt bei einer Bedrohung für Leib und Leben ein, und sie sprang aus der Hypnose heraus. Erst nachdem man sie aufgeklärt hatte, konnte die Therapie fortgesetzt werden.

**Spontaneffekt bei Bedrohung**

## Amnesie und Hypermnesie

Speziell die Amnesie (Nichterinnern) hat schon so manches Missverständnis in die Meinungen über Hypnose gebracht. Lange Zeit hatte man das Experiment von *Pusegur* (der Hirtenjunge, der, in Trance versetzt, sich nach dem Erwachen an nichts mehr erinnern konnte) als typisch für den Hypnosezustand angenommen. Erst seit Mitte des 20. Jahrhunderts weiß man, dass die Amnesie lediglich als eine Besonderheit des Hypnosezustands zu betrachten ist, es sei denn, man hat sie absichtlich suggeriert. Selbst noch bestehende Amnesien nach einem Hypnosezustand bilden sich innerhalb kürzester Zeit zurück, d.h. ein ganz normales Erinnerungsvermögen stellt sich wieder ein.

**Missverständnisse**

Es ist richtig, dass man im Hypnosezustand, besonders wenn es aus irgendwelchen medizinisch-psychologischen Gründen notwendig ist, das Erinnerungsvermögen an ein bestimmtes Ereignis vollkommen ausschalten kann. Hierbei gibt es z. B. die Suggestion: »Alles, was sich bis jetzt ereignet hat, ist aus Ihrer Erinnerung ausgelöscht wie die Buchstaben von einer Schiefertafel.« In

> unserem Computerzeitalter würde man wie bei einem Computer-
> absturz suggerieren: »Ihr Erinnerungsspeicher ist komplett ge-
> löscht.«

Aber selbst diese Prozedur soll nicht heißen, dass dann tatsächlich
im Gedächtnis alles gelöscht ist, sondern nur für den üblichen Alltag
unerreichbar ist. Dagegen lassen sich im Hypnosezustand derart ver-
schlüsselte Informationen wieder finden. Die Dauer einer solchen
**Post-** suggestiven Amnesie (posthypnotische Amnesie) kann sich auf ei-
**hypnotische** nen Zeitraum zwischen Minuten bis hin zu Jahren erstrecken.
**Amnesie**

> In der Hypnose gibt es aber auch das Gegenteil von Amnesie, die
> Hypermnesie, d. h. das erhöhte Erinnerungsvermögen. Man be-
> dient sich ihrer insbesondere bei der Hypnoanalyse, da sie die ein-
> malige Möglichkeit bietet, im veränderten Bewusstseinszustand
> der Hypnose längst Vergessenes und Verdrängtes ins Gedächtnis
> zurückzurufen (vgl. Kap. »Hypnoanalyse« S. 84).

## Katalepsie – ein Arm wie ein Stück Holz

Katalepsie, von griechisch *katalepsis* stammend, bedeutet das starre
Festhalten der Muskeln, also Starrsucht. Es ist ein in der Psycho-
pathologie bekannter und durch Hypnose (Suggestivkatalepsie) oder
**Fakire** Autosuggestion (z.B. bei Fakiren und Sadhus) herbeiführbarer Zustand der Gliederstarre mit unterschiedlichem Widerstand gegenüber passiver Bewegung.

> Die hypnotische Katalepsie ist das markanteste und sicherste Phä-
> nomen der Hypnose und wird bei Mensch und Tier angetroffen.
> Bei keinem anderen physiologisch normalen Zustand und bei kei-
> ner anderen Therapiemethode kommt die Katalepsie so markant
> vor wie in der Hypnose.

Seit der wissenschaftlichen Erforschung des Hypnosezustands gegen
Ende des 19. Jahrhunderts ist man bemüht, dem Phänomen der Ka-
talepsie näher zu kommen. In einem Punkt war man sich einig: Die
**Ein** Katalepsie war und ist eines der klassischen Phänomene der Hyp-
**klassisches** nose und kann so auch als Parameter für den Hypnosezustand ver-
**Phänomen** wendet werden, und so wird es auch bis heute praktiziert.
Erst seit meiner Erforschung des Hypnosezustands (1983/84) in
Verbindung mit den zerebralen Dominanzen haben wir allerdings

eine Erklärung für das Phänomen der kataleptischen Starre: Wie man weiß, ist während des veränderten Bewusstseinszustands der Hypnose das gesamte kontrollierende Zensorsystem der linken Hemisphäre ausgeschaltet, sodass sich eine gegebene Vorstellung, über die rechte Hemisphäre gesteuert, kritiklos umsetzen kann.

Gibt man die Suggestion, eine Versteifung der Hand, des Armes, des ganzen Körpers stelle sich ein, der Körper solle steif werden wie ein Brett oder ein Stück Holz, so tritt das suggerierte kataleptische Phänomen ein, wobei der Organismus alle ihm zur Verfügung stehenden Mittel zum Einsatz bringt, wie z. B. die Aktivierung sämtlicher kleinen Muskeln, Muskelbündel, Muskelfasern der gesamten quergestreiften Muskulatur. Diese vollständige Aktivität unseres gesamten Muskelsystems verursacht dann die totale Starre unseres Körpers.

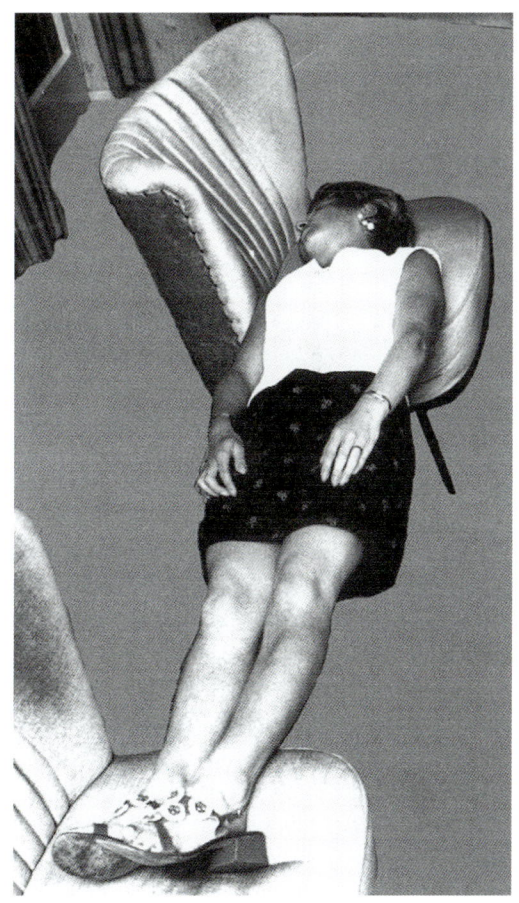

*Totale kataleptische Starre*

## Posthypnose

Eine weitere, nur der Hypnose eigene Besonderheit ist die Posthypnose, also die »Nachhypnose«. Der Ausdruck lehrt uns, dass nach dem eigentlichen Hypnosezustand noch etwas passiert oder nachwirkt. Und so ist es auch wirklich.

Nachwirkzeit

Allein der Posthypnose verdanken wir einen sehr großen Prozentsatz aller medizinischen und auch psychischen Erfolge. Die Posthypnose ist aber auch gleichzeitig der sicherste Gradmesser für eine vorausgegangene Hypnose. So habe ich bei den meisten meiner wissenschaftlichen Experimente – sei es die Interaktion von Hypnose und Psychopharmaka oder die Austestung des von mir entwickelten Multihypnophons – die Posthypnose als den sichersten Garanten eines vorausgegangenen Hypnosezustands eingesetzt.

**Einmaligkeit**

Posthypnose ist der hypnoide Zustand, der sich im eigentlichen Hypnosezustand suggestiv einprogrammieren lässt. Ein einmaliges Phänomen, das der Hypnose eigen ist und die Effizienz der Hypnose ganz erheblich erweitert. Praktisch läuft jede erfolgreiche Heilung im Hypnosezustand letztendlich über die Posthypnose. Man setzt die entsprechenden Suggestionen im eigentlichen Hypnosezustand, wobei es zu dem – in diesem Buch mehrfach beschriebenen – Programmierungseffekt im Unterbewusstsein, d. h. in der rechten Hemisphäre kommt. Die Zeitgabe von Minuten bis Stunden, Tagen bis hin zu Monaten zur Umsetzung des programmierten Inhalts in Form der bereits beschriebenen Ausführungsreaktion kann mit eingegeben werden. Die Posthypnose ist also im Prinzip nichts anderes als eine im Hypnosezustand programmierte und im Gehirn gespeicherte nachfolgende Aktion.

**Praktisches Vorgehen**

Praktisch wird so vorgegangen, dass der Hypnotisierte im Hypnosezustand eine bestimmte Information oder einen bestimmten Auftrag suggeriert bekommt und nach der Programmierung und deren Speicherung im Gehirn in den normalen Bewusstseinszustand zurückgeführt wird. Er wird also wieder »geweckt«. Der Hypnotisierte, der jetzt ein bestimmtes Programm in sich trägt, ist wieder vollkommen im normalen Tagesbewusstsein, ganz normal ansprechbar; man kann sich mit ihm unterhalten. Er kann aber auch eigenständig Dinge tun, sich frei bewegen, Entscheidungen treffen, Auto fahren usw.

**Posthypnotischer Befehl**

In der Phase zwischen dem primären, also dem vorausgegangenen Hypnosezustand und der Reaktion auf eine posthypnotische Suggestion ist der Träger eines solchen posthypnotischen Befehls offensichtlich ganz frei und selbstständig wie jeder normale Mensch. Erst mit Eintritt der Posthypnose bis zum Abschluss der Aktion, wie sie das eingegebene Programm vorschreibt, ist der Hypnotisierte wieder in einem intensiven veränderten hypnoiden Bewusstseinszustand. In diesem Zustand verhält er sich wieder für ganz kurze Zeit genauso wie bei der Primärhypnose. Nach Abschluss des posthypnotischen Auftrags kehrt der Hypnotisierte automatisch wieder in das normale Bewusstsein zurück. Oft weiß er nicht, was er zwischenzeitlich getan hat. Allerdings kann die Erinnerung nach relativ kurzer Zeit zurückkommen, es sei denn, man habe ihn in seiner Erinnerung blockiert.

**Ein Beispiel hierzu:**

Bei einem Vortrag vor der Ärzteschaft des Saarlands sollte mein Vater den anwesenden Kollegen den posthypnotischen Effekt vorführen. Er gab dem hypnotisierten Probanden den posthypnotischen Auftrag, den Saal zu verlassen, nach 20 Minuten zurückzukehren und sich offiziell von dem Vorsitzenden zu verabschieden. Vorsichtshalber hatte man dem Hypnotisierten seine Uhr abgenommen. Er sollte ohne wissentliche Zeitorientierung eine posthypnotische Reaktion demonstrieren. Weder im Saal noch außerhalb desselben war eine Uhr vorhanden, und die kritischen Kollegen ließen den Probanden nicht aus den Augen.

Nachdem mein Vater den posthypnotischen Auftrag erteilt hatte, führte er den Probanden in den normalen Bewusstseinszustand zurück. Der Mann verließ spontan den Vortragsraum. Mein Vater setzte seinen Vortrag fort, als sei nichts geschehen. Nach 20 Minuten kam es an der Saaltür zu einem heftigen Tumult. Der posthypnotisch programmierte Proband versuchte mit Gewalt und Aggression sich den Weg in den Saal zu bahnen, indem er schrie: »Ich muss jetzt da hinein!« Man hatte versucht, ihm den Weg in den Saal zu versperren, vielleicht ein Akt der Türsteher oder neugieriger Ärzte, die gespannt waren, ob das Experiment auch wirklich durchgesetzt würde. Der Proband drückte und schob die ihn Behindernden beiseite, marschierte spontan auf den Vorsitzenden zu und verabschiedete sich, seinem posthypnotischen Auftrag entsprechend, mit Handschlag.

Die Posthypnose zeigt also nicht nur hohe Effizienz in ihrer Ausführung, sondern sie ist auch sehr energiegeladen. Sie ermöglicht uns sowohl in der ärztlichen Praxis wie auch bei der Persönlichkeitsentwicklung in privaten und beruflichen Bereichen, aber auch im Sport und in der Kunst erfolgreich zu intervenieren.

Fragen wir nach dem Zwischenzustand bis zum Inkrafttreten der posthypnotischen Suggestion, scheint er unseren Forschungsergebnissen, insbesondere unseren *Brainmapping*-Beobachtungen zufolge zumindest in der ersten Stunde eher ein unterschwellig hypnoider Zustand zu sein als ein ganz normaler Bewusstseinszustand. Und

**Unterschwelliger hypnoider Zustand**

dies, obwohl keinerlei äußerliche Anzeichen eines veränderten Bewusstseinszustands erkennbar sind.

Letztlich gilt alles, was über den Hypnosezustand gesagt wurde, auch für den posthypnotischen Zustand. So sind der Posthypnose bei genauerem Hinsehen praktisch alle im Hypnosezustand erzielten Dauereffekte, sei es in der Medizin, im Beruf oder Sport, zuzuschreiben. Alle programmierten Informationen fließen über die linke in die rechte Gehirnhemisphäre ein und werden von dort so umgesetzt, als seien es die Eigenprodukte des Gehirns des Probanden und nicht eines Hypnotisierenden.

**Wie Eigenprodukte des Gehirns**

## Der Unterschied zwischen Hypnose und Schlaf

Der erste Unterschied liegt schon allein in der Kommunikation im Vergleich des Schlafenden einerseits und des Hypnotisierten andererseits: Der Schläfer kann im Normalfall während des Schlafes mit keiner anderen Person kommunizieren. Bestenfalls kann er im Wachzustand über seine Träume später berichten. Während der Hypnose besteht dagegen ein Informationsaustausch in Form eines Rapports zwischen dem Hypnotisierten und dem Hypnotisierenden. So kann der Hypnoseproband zumindest teilweise Mitteilungen über seinen momentanen Zustand machen.

**Informationsaustausch in Form des Rapports**

Diese Tatsache ist auch für jede Art von therapeutischen Maßnahmen wichtig. Wie bereits erwähnt: Die Aktivitäten des Schlafzustands und die des Hypnosezustands sind im Gehirnstrombild *(Mapping)* ganz verschieden lokalisiert (vgl. S. 57). Dennoch geben auch die Induktionsformeln zur Einleitung der Hypnose Anlass zur Missdeutung für den Hypnose-Unerfahrenen. So sprechen wir darin von »Einschläfern«, »Müdigkeit« und »Schläfrigkeit« ebenso wie von »wecken'« und »wieder wach werden«. Aber auch wenn wir im ganz normalen und gewohnten Sinne vom Schlafen oder vom Aufwachen sprechen, benutzen wir die gleichen Worte. Man muss aber bedenken, dass wir jeweils von ganz verschiedenen Abläufen eben mit den gleichen Worten sprechen.

**Anlass zur Missdeutung**

Viele Menschen werden durch diese Handhabung verunsichert und glauben, der Hypnosezustand sei ein Schlafzustand. Sie wären im Hypnosezustand »weg«. Dieser Fall ist normalerweise ausgeschlossen. In seltenen Fällen kann es passieren.

**Hierfür ein Beispiel:**

*Herr M.* versuchte immer wieder während der Hypnosesitzung seine Liege gegen unseren Rat so flach wie möglich zu stellen. Tatsache ist, dass *M.* später nach der üblichen Behandlungszeit eine äußerst mangelhafte Effizienz der Hypnosetherapie zeigte. Bei Recherchen und näheren Beobachtungen konnten wir herausfinden, dass *Herr M.* bei dem größten Teil seiner angesetzten Hypnosebehandlungen durch die Hypnose durchrutschte, d.h. in einen natürlichen Tiefschlafzustand hineinkam. Dies war auch in seiner Schlafkurve erkennbar.

Es muss daher betont werden, dass der Schlafgedanke an sich beim Probanden ausgeschlossen bleiben muss. Und daher: kein flaches Liegen bei Hypnosebehandlungen. Insofern ist auch die Fehlassoziation »weg sein/schlafen« (dem Nachtschlaf entsprechend) unbedingt zu vermeiden.

Der Ablauf eines normalen Schlafprogramms lässt sich wie folgt darstellen: Es beginnt mit einem ersten Stadium, einer Dösigkeit, dem so genannten Alpha-Zustand, einem Zustand verminderten Umweltkontaktes, der aber durch Weckreiz noch leicht zu durchbrechen ist.

Bei weiterer Ermüdung folgt ein Stadium leichten Schlafs,

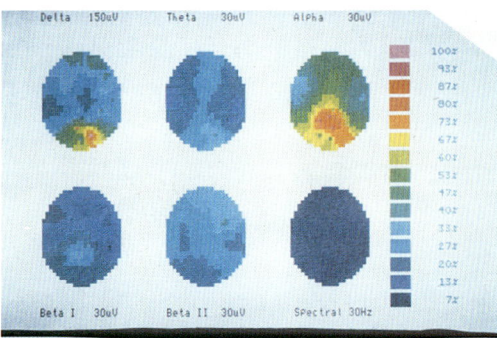

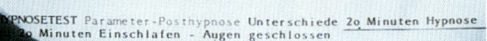

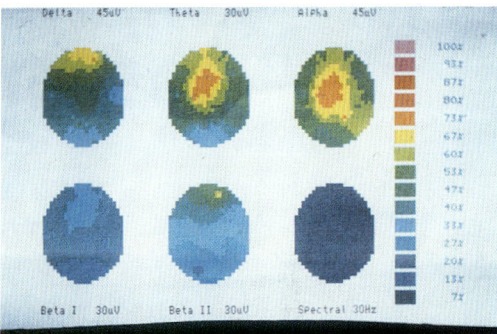

*Hypnosezustand im Brainmapping in Ruhe (Abb. oben) und im Vergleich dazu der Schlafzustand (Abb. unten)*

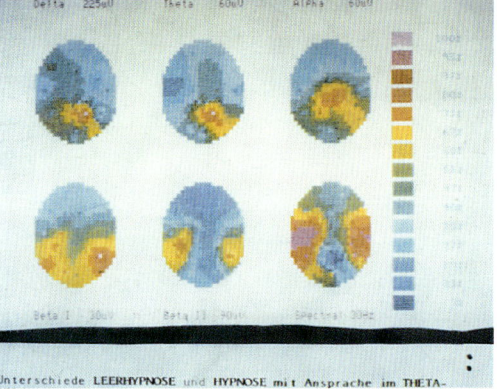

*Hypnosezustand aktiv, z.B. bei einer Hypnoanalyse*

während dessen das Gehirn, obgleich es sich schon um einen echten Schlaf handelt, noch auf äußere Reize anspricht (Theta-Zustand). Die Innenreize werden von den zuständigen Empfangsorganen zwar noch aufgenommen und verarbeitet, erreichen jedoch das Bewusstsein nicht mehr, werden nicht ausgewertet.

Der nun folgende Übergang zum Tiefschlaf ist fließend. In dieser Phase ist der Schläfer nur noch schwer zu wecken (Delta-Zustand). Der Schlaf ist gekennzeichnet durch die völlige Erschlaffung der Muskulatur, durch aktiven, vom Probanden ausgehenden Lidschluss, durch Herabsetzung der Empfindlichkeit gegenüber Reizen der Außenwelt.

> Alle diese Zustände können auch im Hypnosezustand erreicht werden – mit Ausnahme des Delta-Zustands. Denn dann wäre es keine Hypnose mehr, sondern eben ein Tiefschlaf, wie ich bereits im Falle von *Herrn M.* geschildert habe.

## Welche verschiedenen Bewusstseinszustände gibt es?

In diesem Zusammenhang tauchen Begriffe auf wie Oberbewusstsein und Unterbewusstsein und Unbewusstes. In den Standardwerken der letzten 20 Jahre über Hypnose finden diese Bezeichnungen kaum noch Verwendung. Ich möchte an dieser Stelle dennoch auf sie eingehen, da es, spätestens wenn wir uns mit der Hypnoanalyse befassen wollen, keine anderen Begriffe, zumindest für das Unterbewusstsein, gibt. Wir bedienen uns hier nach wie vor beider Begriffe des Unter- und des Oberbewusstseins.

Mit dem Begriff Unterbewusstsein werden in der Regel die Bereiche des Bewusstseins, d. h. deren Inhalte bezeichnet, die im Gegensatz zum Oberbewusstsein unterhalb der aktuellen Bewusstseinsschwelle liegen und so der rationalen Kontrolle entzogen sind. Es sind im Übrigen die Inhalte, die in unseren Träumen auftauchen und die wir während der Hypnoanalyse zutage fördern können. Aber es sind auch die Inhalte, die meist in einer Summe von Gedankengängen schwerste Fehlleistungen auslösen können, die wir dann gern als »unbewusstes« Handeln entschuldigen oder bezeichnen. Und dies stimmt im Prinzip mit unserer vorgegebenen Definition überein.

**Träume**

Das Oberbewusstsein ist das wache, helle Bewusstsein (Wach- und Tagesbewusstsein), dessen Inhalte im Gegensatz zu denen des Unterbewusstseins unmittelbar abrufbar sind. Es ist das Bewusstsein, in dem wir alles gegenwärtig haben und bewusst erleben.

**Oberbewusstsein – unmittelbar abrufbar**

Im Gegensatz dazu verstehen wir unter dem Begriff Unterbewusstsein alle seelischen Vorgänge, die zwar in uns vorhanden sind, aber normalerweise nicht in das Oberbewusstsein eindringen. Hierzu gehören auch alle nicht verarbeiteten Erlebnisreaktionen (Neurosen), die wir – weil sie im Unterbewusstsein gebunden sind – in der Hypnoanalyse durch die Aktivierung der emotionalen rechten Seite zutage fördern können. Emotional im Unterbewusstsein abgespeicherte Inhalte können sich selbst nicht ins Oberbewusstsein katapultieren; daher bedarf es eines hypnoanalytischen Verfahrens. Wenn sie es könnten, würde das bedeuten: Sie wären verständlich und dadurch selbstverständlich. Und wenn etwas im Oberbewusstsein erklärbar und dadurch selbstverständlich ist, ist eine Neurotisierung undenkbar. Dazu im Kapitel »Hypnoanalyse« (S. 84) mehr.

**Seelische Vorgänge**

**Neurosen**

Das Unterbewusstsein schläft nie, es ist ständig aktiv, auch dann, wenn wir es nicht wahrnehmen. Alles, was wir in unserem Leben erfahren, wird wie auf einem Tonband registriert. Wir wissen, dass uns bestimmte Gedanken, Erlebnisse oder Wörter mitunter vollkommen entfallen, dann aber nach einiger Zeit wieder in unser Gedächtnis zurückkehren. Wie dieses Phänomen zustande kommt, ist bis heute von Nebel umgeben.

**Ein Beispiel für die Situation des unbewussten Handelns bietet der Automatismus des Schlüsseleinsteckens:**

*Herr S.* bereitet sich zum Ausgehen vor, da erhält er unvorhergesehen Besuch. Während des Gesprächs mit seinem Freund setzt er seine Vorbereitungen fort und verlässt schließlich mit ihm das Haus. Nachdem er sich von seinem Freund verabschiedet hat und sich wieder auf sein eigentliches Vorhaben konzentriert, glaubt er seinen Autoschlüssel vergessen zu haben und eilt in die Wohnung zurück. Erst dort fällt ihm wieder ein, dass er unbewusst bereits getan hat, was er immer tut, nämlich den in seine rechte Jackentasche zu stecken.

Wie man sieht, werden also aus dem Unterbewusstsein heraus spontan Handlungen ausgeführt, ohne dass sie vom Oberbewusstsein registriert werden müssen.

Im Unterbewusstsein finden auch Dinge Unterschlupf, die sich sehr schädlich auf unsere Gesundheit auswirken können. Zu ihnen gehören Erlebnisse, die Angstzustände, Schlafstörungen,

Hemmungszustände, Depressionen und dergleichen erzeugen. Auch der *Psychovirus*, wie ich ihn entdeckt und bezeichnet habe, gehört zu diesen nicht verarbeiteten Erlebnisreaktionen. In diesem Unterbewusstsein suchen wir wohl auch die Fähigkeiten des medial veranlagten Menschen und die Befähigung zur künstlerischen Schaffenskraft, die schon sehr früh zutage treten kann.

**Überbewusstsein**

Zu Ober- und Unterbewusstsein gesellt sich schließlich noch das Überbewusstsein. Dieses liegt nicht im Erkenntnisbereich des Ober- und Unterbewusstseins und ist nach dem Modell der Hyperraumdynamik eher im Übersinnlichen zu suchen.

Das Unterbewusstsein wurde in den letzten Jahren immer mehr und mehr vernachlässigt. Es ist aber sowohl für die Hypnose als auch für die menschliche Persönlichkeitsstruktur von außergewöhnlicher Bedeutung. Daher möchte ich es hier sehr eingehend beleuchten.

**Ein verleugneter Begriff**

Der Begriff Unterbewusstsein ist seit dem starken Einfluss der Psychoanalyse auf die Psychotherapie, wozu man auch die Hypnose rechnen kann, immer mehr untergegangen. Es war *Freud*, der den Begriff des Unterbewusstseins als Erster verleugnete. Wie gesagt, ist der Begriff auch in der Fachliteratur der letzten Jahre kaum noch zu finden. Der Grund scheint zu sein: Es ist schon sehr schwierig und bedarf großer Erfahrung, gezielt mit dem Unterbewusstsein eines Menschen zu kommunizieren.

**Hypnose neu definiert**

Bei den Begriffen »unterbewusst« und »unbewusst« findet man in der Literatur eher Verwirrung als Klarheit; deshalb halte ich es für wichtig, diese Begriffe für die Hypnose neu zu definieren. Ich gehe dabei von der Wortbedeutung aus. »Unterbewusst« bezieht sich hauptsächlich auf die Informationen, die wir bekommen und die wir unterbewusst abspeichern. Hierbei handelt es sich um einen rezeptiven (empfangenden) Vorgang, eine Art Wahrnehmung, die in das Speichersystem unseres Gehirns und unseres Gedächtnisses *unbewusst* einfließt. Das heißt, eine solche Information löst oft Reaktionen aus, die der entsprechenden Person unbewusst sind. Sie reagiert auf unbewusste Weise *zielgerichtet aus dem Unterbewusstsein heraus*. Mit anderen Worten: Das eine ist die Aufnahme, das andere die Abgabe der Information. Beide Vorgänge geschehen ohne Mitwirkung des Bewusstseins.

**Hirnrinde**

Wir lokalisieren das Unbewusste mehr im Mittelhirn und ordnen das bewusste Handeln, Tun und Annehmen in die Hirnrinde ein. Wenn wir also kortikal (von der Gehirnrinde gesteuert) etwas sagen, so ist dies immer bewusst; aber auf der rechten Gehirnhälfte ist diese Wahrnehmung, die wir bewusst machen, eher emotional gefärbt

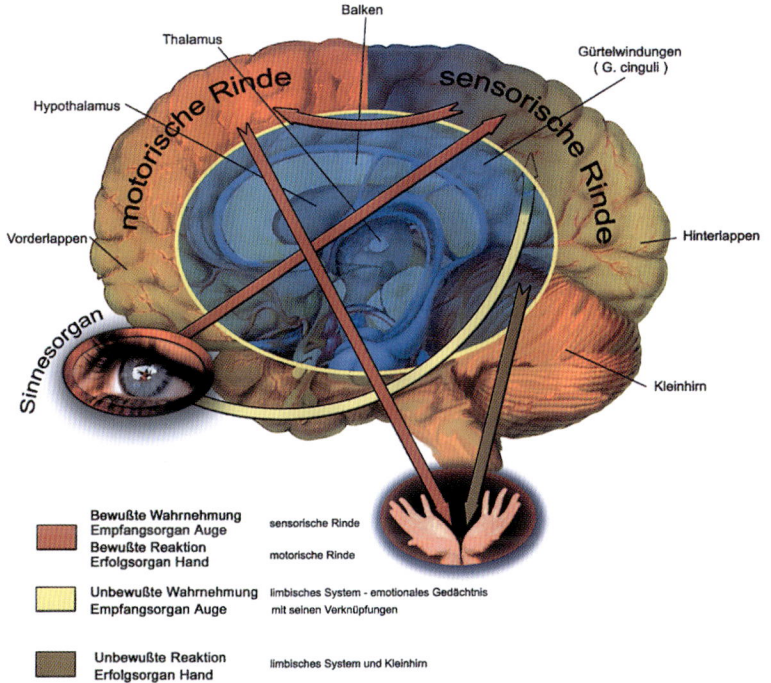

## Schaltzentrale des Unterbewusstseins
### limbisches System mit seinen Verknüpfungen

Das limbische System mit seiner Verknüpfung mit mehreren Großhirnstrukturen ist auch mit der Integration und Expression von Emotionen, Gefühlen, Angst, Agressionen (Affekte) befasst.

Nach Tulvig sind alle unsere Erlebnisse emotional gebunden.

Wir wissen, dass in diesem Gehirnbereich des limbischen Systems die Steuerung des Gedächtnisses für Emotionen zu finden ist. Im Hypnosezustand kommt es zu einer erheblichen Steigerung der Aktivitäten auf der rechten, der emotionalen Gehirnhälfte.

Folge: Starke **E M O T I O N E N**

Hierdurch können so unsere verdrängten Erlebnisse - Erlebnisreaktionen aus dem Unterbewusstsein zu Tage gefördert werden.

(Musik und bestimmte Formen, die eine emotionale Reaktion auslösen können). Auf der linken Gehirnhälfte sind dagegen die Wahrnehmungen rational, d. h. mit dem Verstand wahrgenommen.

Wir können also Ereignisse auf zweierlei Arten wahrnehmen und darauf reagieren: erstens über die Großhirnrinde *direkt* und auch direkt von dort reagieren, *zweitens* über das Unterbewusstsein im mitt-

*Bewusste und unbewusste Wahrnehmung*

**Zwei Arten der Wahrnehmung**

leren Hirnbereich *indirekt* (hier kann das Ereignis auch länger gespeichert sein) oder direkt über eine Spontanaktion beim ausführenden Körperteil. (Vgl. Beispiel »Schlüsselsuche« S. 59: Plötzlich fiel ihm ein, wo sich der Schlüssel befindet; ausführendes Körperteil in diesem Falle die Hand.)

Man kann also sagen, der Akt der Hypnose besteht offensichtlich aus zwei Komponenten: Erstens reduziert er die bewusste Wahrnehmung auf ein Minimum. Zweitens greift er auf die unterbewusste Rezeption im Unterbewusstsein manipulierend ein. Es muss also in Zukunft die Überlegung revidiert werden, es gebe kein Unterbewusstsein bzw. die Hypnose habe mit dem Unterbewusstsein nichts zu tun.

# Der Hypnoseablauf

## *Persönlichkeit des Hypnotisierenden*

Betrachten wir die Voraussetzungen eines menschlichen Hypnotisators, so sollte er ein Höchstmaß an Qualifikationen in vielerlei Hinsicht aufweisen. Hierzu gehören neben einer erstklassigen Ausbildung das Wissen um die Sache selbst. Er sollte neben einem Höchstmaß an Verständnis, Kennen und Können auch ein Feingefühl für das Bedürfnis und das Leid des Patienten unter dem Gesichtspunkt eines menschlichen Arztes nach den wahren Richtlinien des hippokratischen Eides haben.

**Hippokratischer Eid**

Ein guter Hypnotisator muss also ein gutes Einfühlungsvermögen haben und das Vertrauen zum Probanden herstellen können. Einerseits sollte die natürliche Vertrauensbasis zwischen Hypnotisierendem und Hypnotisiertem in jeder Hinsicht fast wie eine Sympathie sein. Andererseits – und das ist sehr wichtig – muss er neben dem väterlichen Vertrauen eine Respektsperson sein, die auch in der Lage ist, in der Suggestion ihre Autorität voll auszuspielen. Es erübrigt sich also, auf die charakterfeste und integre Persönlichkeit des Hypnotisierenden hinzuweisen.

**Sympathie und Autorität**

**!** In Laienkreisen herrscht nach wie vor oft noch die alte Meinung, dass vor allem von den Augen des Hypnotisierenden eine »Kraft« ausgehe. Dies liegt zum großen Teil daran, dass heute noch Schaubuden-Hypnotiseure versuchen, durch weit aufgerissene Augen einen Faszinationseffekt auf ihre Opfer auszuüben.

Man sollte jedoch wissen: Diese Schaubuden-Hypnotiseure treffen ihre Vorauslese. Sie bedienen sich dabei oft des bekannten Handfalteversuchs. Das Publikum wird dabei aufgefordert, die Finger so fest in die Fingerwurzelknochen zu verschränken, dass man sie praktisch ohne Suggestion schwerlich auseinander ziehen kann. Diejenigen, die die Finger nicht leicht auseinander nehmen können, sind relativ gut hypnotisierbar. Sie sind die Auslese für derlei Experimente, und nur diese werden dem Publikum präsentiert. Sie wandern leicht durch das grelle Licht der Showbühne und durch die eigene Erwartungsspannung.

**Handfalteversuch**

! Das Verwerfliche an derartigen marktschreierischen Manipulationen der Show-Hypnotiseure, die unter Umständen bis zur Körperverletzung im Sinne des Strafgesetzbuches gehen, liegt außer in vielen anderen Gefahren auch darin, dass die Desuggestion (sach- und fachgerechte Rücknahme des veränderten Bewusstseinszustands der Hypnose) so gut wie immer unzureichend ist. Dadurch können sogar bleibende Schäden entstehen.

Falsch ist, was viele Menschen glauben, dass der Arzt, der Hypnotisator, über übersinnliche Fähigkeiten verfügt und man ihm einen unwiderstehlichen Willen zuschreibt.

**Aufklärung für Probanden**   Vielmehr ist es ratsam, den Probanden vor Einleitung des ersten Hypnosezustands über die Vorgänge im Gehirn nach dem neuesten Stand der Wissenschaft und die Entspannung in seinem Körper aufzuklären. Grundsätzlich ist die Hypnosetherapie etwas Dynamisches, etwas, was sich ständig in ihrem Erscheinungsbild, in ihren Ereignissen ändern kann. Sie verlangt also auch von ihrem Ausführenden sehr viel Kreativität. Dass ein Hypnotisator ein gutes Anpassungsvermögen an fremde Individualitäten braucht, ist ebenso wichtig wie die Geduld und die Ausdauer.

**Persönliche Veranlagung**   Er sollte auch Grundkenntnisse über die gesamte Psychotherapie haben. Selbstverständlich sollte er ferner eine gewisse persönliche Veranlagung für diesen Beruf mitbringen. Hierzu gehört eine gewisse künstlerische Fähigkeit, wie schon gesagt: Ein guter Hypnotisator/Hypnosearzt muss das Instrument der Hypnose spielen können, wie ein Organist zur Vollkommenheit seines Instrumentes und seines Spieles alle Register ziehen kann und weiß, wann er welches ziehen muss.

## Persönlichkeit des Hypnotisierten

Auch an die Persönlichkeit des Probanden sind einige Voraussetzungen zum guten Gelingen eines Hypnosezustands geknüpft. Hier schließe ich mich zunächst der Meinung meiner Kollegen an, die sagen, je beeinflussbarer und psychisch gesünder ein Mensch ist, desto leichter kann er hypnotisiert werden. *I. H. Schultz* weist darauf hin,

**Intelligenz**   dass von entscheidender Wichtigkeit ist, ob wir es mit einem intelligenten oder einem unintelligenten Menschen zu tun haben. Dies kann ich voll und ganz bestätigen. Denn ein Intelligenter ist sich des Grundes seines Kommens bewusst und bringt neben einer besseren Auffassungsgabe die notwendige innere Bereitschaft mit.

## Nicht Hypnotisierbare und schwer Hypnotisierbare

Wie bereits erwähnt: Nicht hypnotisierbar oder schwer hypnotisierbar sind nicht nur die Halbdebilen oder Debilen, sondern auch abgebaute Alkoholiker, abgebaute Rauschgiftsüchtige, Schizophrene und auch Psychopathen. Dass Menschen, die unter dem Einfluss von Psychopharmaka stehen, nicht hypnotisierbar sind, konnte ich eindeutig im Zusammenhang mit meinen Experimenten »Interaktion von Psychopharmaka und Hypnose« feststellen. Es muss an dieser Stelle auch darauf hingewiesen werden, dass eine mit Psychopharmaka vorbehandelte Person nicht hypnotisierbar ist. Dies gilt insbesondere für Fluspirilen und andere Neuroleptika.

Über die allgemeine Hypnotisierbarkeit der Menschen habe ich bereits eingangs berichtet. Grundsätzlich ist nach meinem Wissen, das immerhin auf über 200 000 selbst durchgeführte Hypnosen zurückgreifen kann, dass jeder Mensch mit Ausnahme der bereits genannten Kontraindizierten hypnotisierbar ist.

**200 000-mal hypnotisiert!**

So lehre ich meine Schüler auf Seminaren und Vorträgen, aber auch bei einem telefonischen Hilferuf wie »Was soll ich machen, ich habe einen Probanden, der nach drei Wochen Hypnoseeinleitungsversuchen immer noch nicht einen veränderten Bewusstseinszustand der Hypnose erreicht hat?«: »Machen Sie weiter!« Und tatsächlich hat sich auch immer wieder der gewünschte Hypnosezustand eingestellt.

## Räumlich und zeitlich günstige Voraussetzungen zur Hypnosetherapie

Grundsätzlich halte ich es durchaus für möglich, den Hypnosezustand an jedem ruhig gelegenen Ort einzuleiten und durchzuführen. Auch ich habe aber bei Fernsehproduktionen für viele Gesundheits- und Wissenschaftssendungen unter ungünstigsten äußeren Bedingungen (denken wir nur an die grellen Scheinwerfer und den Lärm in Studios) erfolgreich mit Hypnose gearbeitet.

**Auch unter ungünstigen Voraussetzungen**

Im Allgemeinen jedoch sollte der Raum ruhig gelegen und abdunkelbar sein, wobei der Proband mit dem Rücken zur Lichtquelle sitzen sollte. Eine angenehme akustische Untermalung während der Behandlung durch Meeresrauschen oder Rauschen verschiedener Gewässer ist empfehlenswert. Ich selbst habe dieses Meeresrauschen für die Hypnose vor über 30 Jahren entwickelt und seitdem arbeite ich damit. In die Einrichtung sollte man ein beruhigendes mittleres Blau einbringen. Schallschluckende Teppiche und Vorhänge in entsprechender Farbe sind empfehlenswert.

## Induktionstechniken (Einleitungstechniken) zur Hypnose

**Vielzahl der Techniken**

Die Anzahl der *Einleitungstechniken* ist relativ umfangreich und jedem Hypnotisator und der gegebenen Indikation im Einzelnen angepasst. Der bekannte amerikanische Hypnosearzt *Milton Ericson* erklärte, er kenne und verfüge über 80 Hypnoseeinleitungstechniken. Eine beträchtliche Anzahl! Ein erfahrener Hypnosearzt kommt mit weit weniger als zehn solcher Techniken in der Praxis aus. Wichtig ist

**Exzellente Beherrschung**

nur, dass er diese wenigen exzellent und überzeugend beherrscht. Grundsätzlich kann man zwischen *nonverbalen* und *verbalen* Induktionstechniken unterscheiden. Die Induktionstechniken und die Induktionssuggestionen (Einleitungssuggestionen) selbst werden auf verschiedene Weise erzeugt. Hiervon auf den nächsten Seiten.

### Die Mesmer'schen Striche

Die *Mesmer*'schen Striche sollen an dieser Stelle erwähnt werden. Sie wurden von meinem Vater bis in die siebziger Jahre noch praktiziert. Die *Mesmer*'schen Striche gehen auf ihren Entdecker *Anton Mesmer* zurück, der selbst mit seinen Assistenten das »Mesmerisieren« praktizierte, d. h. er versuchte, die Patienten mit den Händen durch

**Magnetisches Fluidum**

bloßes Streicheln oder bloßes Berühren und Anstarren magnetisch zu beeinflussen. Er war der Meinung, dass das von ihm beschriebene magnetische Fluidum durch seine Fingerspitzen auf die Patienten überströme und sie dadurch Heilung erfahren.

In Kombination mit der Hypnose an sich ist eine Reihe von Autoren von einem großen Heilungseffekt solcherart überzeugt. Ich, der ich die moderne Hypnosetherapie entwickelt habe und seit nunmehr über 40 Jahren die Hypnose praktiziere, habe mich aus meinen Beobachtungen und aus meinem Wissen heraus von diesen veralteten Zeremonien verabschiedet.

## Der Augenschluss

Wichtig ist die Frage des Augenschlusses im Hypnosezustand. Die Lenkung bzw. Ablenkung der Aufmerksamkeit in der Hypnose spielt in der Effizienz der Hypnose an sich eine entscheidende Rolle. Besondere Beachtung erfordern die Bewegungsstörungen des Auges. Viele Autoren und vor allem auch Patienten gehen davon aus, dass die meisten Hypnosen *nur* durch den Augenschluss charakterisiert sind. Tatsache ist jedoch: Der Augenschluss ist sehr günstig für den Eintritt anderer hypnotischer Phänomene, aber nicht notwendig. Es gibt Personen, die bei der Fixierung in den intensivsten Grad der Hypnose kommen, ohne die Augen zu schließen.

Obgleich man also sieht, dass der Augenschluss für die Einleitung der Hypnose nicht notwendig ist, sind doch erfahrungsgemäß in den meisten Fällen die Augen geschlossen. Ja, es ist oft nicht möglich, die Augen öffnen zu lassen, ohne gleichzeitig die Hypnose zu beenden. Selbst wenn unter deren Fortdauer die Augen geöffnet sind, besteht in vielen Fällen eine Schwere in den Augenlidern und das Bedürfnis, sie zu schließen.

*Die Aufmerksamkeit lenken*

*Augenschluss: nicht notwendig*

## Wesentliche Einleitungsmethoden der Hypnose

Grundsätzlich unterscheiden wir in der Hypnose mehrere *Einleitungsmethoden*. Hier steht an erster Stelle die historisch älteste Einleitungstechnik der Faszination, gefolgt von der Fixationsmethode. Doch bei meinen Studien zum Schamanismus stieß ich darauf, dass es eine weit ältere Methode gibt, und zwar die Konfusionsmethode. Diese Verwirrmethode haben danach im nördlichen Europa schon vor ca. 1000 Jahren Schamanen praktiziert, um einen Trancezustand herbeizuführen. Heute wird diese Konfusionsmethode in Zusammenhang mit *Milton Ericson* erwähnt. *Ericson* hat die Technik offensichtlich durch Zufall wieder entdeckt und ihr offiziell den Namen gegeben. Außerdem gibt es noch eine Reihe weiterer Techniken.

*Milton Ericson*

## Zur Faszinationsmethode

Faszination, aus dem Lateinischen, bedeutet »fesselnde Wirkung«. Es ist also eine Methode, mittels derer es gelingt, den Patienten auf den Hypnotisator zu faszinieren. Sie geht auf den bekannten Hypnotiseur *Abbé Faria* zurück, der 1840 von Indien nach Paris zurückgekommen war und durch Versuche, deren Ergebnisse er 1890 veröffentlichte, den so genannten *Mesmer*'schen Magnetismus widerlegte.

**Mesmer widerlegt**

Heute wird die Faszinationsmethode mit großem Erfolg praktiziert. Man geht folgendermaßen vor: Der Patient nimmt in einem Sessel Platz, lehnt sich an und nimmt eine bequeme Haltung ein. Die Hände liegen entspannt auf den Oberschenkeln oder auf den Armlehnen. Die Beine sind bequem angewinkelt. Der Patient wird jetzt wiederholt aufgefordert, den Hypnotisierenden fest anzuschauen – die Faszinationsmethode beginnt. Der Hypnotisierende konzentriert seine Augen auf das Gesicht des Probanden. Nach zwei bis drei Minuten beginnt man mit der ruhigen, aber bestimmten monotonen Suggestion: »Die Augenlider werden schwer, bleiben schwer, ein Gefühl der Müdigkeit stellt sich ein, die Augenlider sind schwer, ganz schwer ...« Dies wird fortgesetzt, bis der Hypnosearzt erkennt, dass die Schwere in den Augenlidern, die Müdigkeit und vertiefte Atmung und ein immer intensiver werdender Entspannungszustand sich einstellen.

**Ein jederzeit einsetzbares Verfahren**

Es handelt sich also im Prinzip um ein relativ einfaches und praktisches Verfahren, das jederzeit in jeder Situation eingesetzt werden kann. Allerdings setzt es voraus, dass der Hypnotisierende gute Sach- und Fachkenntnisse hat und von seiner Tätigkeit voll und ganz überzeugt, d. h. seiner Sache absolut sicher ist.

Hat der Proband bzw. Patient seinen intensiven veränderten Bewusstseinszustand der Hypnose erreicht, lässt man ihn am besten (nach dem Prinzip der Umschaltung des Gehirns von der linken zur rechten Gehirnhälfte) zur Intensivierung des veränderten Bewusstseinszustands der Hypnose noch weitere 20 bis 25 Minuten ruhig sitzen, um so einen optimalen Hypnosezustand zu erreichen. Erst dann beginnt man mit den positiven Suggestionen oder gegebenenfalls mit einer Hypnoanalyse.

## Fixationsmethode

Hier lässt man den Probanden einen Gegenstand oder einen Punkt so lange fixieren, bis der übliche scheinbare Ermüdungszustand sich einstellt. Danach verfährt man wie eben beschrieben.

## Konfusionsmethode

Nachdem der Patient bequem auf einem Sessel Platz genommen hat, beginnt der Hypnotisierende auf den Probanden mit verwirrenden Sätzen einzureden. Etwa mit den Worten: »Wenn ich nicht wüsste, dass wir hier sitzen, aber wir sitzen nicht hier und Sie sitzen auch nicht hier und wir sitzen hier doch. Und Sie sitzen hier und wir sitzen hier und Sie sitzen hier und ich sitze hier und nicht hier...« Das heißt, Sätze und Formulierungen, die schnell ausgesprochen verwirrend wirken sollen, erzielen den scheinbaren Ermüdungseffekt des Probanden. Hier stellt sich das anfangs erwähnte Sparprinzip der linken Gehirnhälfte ein. So erreichen wir den Hypnosezustand.

*Verwirrende, unsinnige Sätze*

*Hypnose bei Kindern* bedarf besonderer Beachtung. So ist die Einleitung hier unter ganz anderen Gesichtspunkten durchzuführen. Da dies ein ganz spezielles Gebiet ist und nur in die Hand einer Fachfrau/eines Fachmanns gehört, möchte ich in diesem Rahmen hierzu keine weiteren Ausführungen machen.

## Desuggestion

Desuggestion, aus dem Lateinischen *(desuggestio)*, bedeutet in den normalen Bewusstseinszustand zu führen. Vor allem die Rücknahme des Hypnosezustands bedarf guter Sach- und Fachkenntnisse, aber auch Erfahrungen mit dem Hypnosezustand an sich. So ist es nicht verwunderlich, dass viele ärztliche Kollegen, die beginnen, sich mit der Hypnose und ihrer Therapie zu beschäftigen, in den Seminaren immer wieder zum Ausdruck bringen, dass der Einleitungsvorgang zu einer Hypnose noch relativ gut erlernbar sei, dass sie sich schon bald eine Einleitung zutrauen würden. Die Rücknahme würde ihnen aber bei weitem mehr »Kopfschmerzen« bereiten«.

*Problematische Rücknahme*

Es stellt sich die Frage, ob diese Bedenken berechtigt sind. Verfolgen wir hierbei die gelegentlich auftauchenden Pressepublikationen, aber auch Literaturhinweise, so kann man diese Bedenken nicht so einfach zerstreuen. Denn es gibt immer wieder Meldungen, in denen von missglückten Hypnoserückführungen berichtet wird. So z.B. die Meldung über einen Zirkushypnotiseur, dem es bei drei Probanden, die er sich aus dem Publikum geholt hatte, nicht gelungen ist, sie in den normalen Bewusstseinszustand zurückzuführen. Erst erfahrene Hypnoseärzte konnten nach größeren Bemühungen den Schaden

*Zirkushypnotiseure*

wieder beheben. Der Zirkushypnotiseur wurde wegen fahrlässiger Körperverletzung verurteilt.

Niemals:
Hypnose als
Spielzeug!

Ein anderer Fall, den ich hier anführen möchte, ist das bekannte Ereignis aus Israel, bei dem junge Leute mit Hypnose »gespielt« haben. Ein Mädchen kam in den Hypnosezustand. Die jungen Leute beherrschten also die Einleitung, aber ihnen gelang die Rücknahme nicht mehr. Das Mädchen konnte erst nach 14-tägigen intensiven Bemühungen der israelischen Kollegen aus der Hypnose in den normalen Bewusstseinszustand zurückgeführt werden.

> Diese negativen Beispiele, denen ich noch viele anfügen könnte, müssen hier unbedingt erwähnt werden. Es muss dringend davor gewarnt werden, sich mit der Hypnose leichtfertig zu beschäftigen. *Einleiten ist nicht die eigentliche Kunst, sondern die sach- und fachgerechte Rücknahme ist das Entscheidende.*

Es gibt auch eine ganze Reihe Punkte, die vor der Rücknahme beachtet werden müssen: Ich praktiziere die Rücknahme so, dass ich sogar vor Rücknahme des Hypnosezustands noch eine Sicherheitsformel einbaue, wie sie vor allen Dingen von den internationalen Gesellschaften empfohlen wird; deren Inhalt ist folgender: Nur ein anerkannter Hypnosearzt kann Sie mit Ihrem Einverständnis in diesen veränderten Bewusstseinszustand der Hypnose versetzen, sonst reagieren Sie auf Hypnose nicht. Eine absolut empfehlenswerte Schutzformel für jeden Menschen, der sich hypnotisieren lässt oder hypnotisiert wird.

Zusätzliche
Sicherheits-
formel

Es folgt dann die sach- und fachgerechte Rücknahme. In der Praxis hat sich diese Formel als günstig erwiesen – und das praktiziere ich jetzt seit über 40 Jahren so: »Ich zähle jetzt bis drei und dann sind Sie wieder bei vollkommen normalem Bewusstseinszustand, und alle Organe arbeiten harmonisch zusammen wie beim gesunden nervenstarken Menschen. Sie fühlen sich wohl, frisch, ausgeruht, entspannt und sind vollkommen bei normalem Bewusstseinszustand.« Danach erfolgt das Zählen. »Eins: Sie atmen ganz tief ein – zwei: Sie atmen noch mal tief ein und strecken dabei jetzt die Arme fest durch – und drei: Kopf zurück und Augen auf. Sie sind wieder vollkommen bei normalem Bewusstseinszustand.« Nach diesem Verfahren hat bereits in seiner 30-jährigen Hypnosearbeit mein Vater gearbeitet, so dass hier eine 70-jährige erfolgreiche Tradition vorliegt.

So lässt sich im Allgemeinen der größte Teil aller Hypnosezustände aufheben, sofern der Hypnotisator diesen Zustand selbst eingeleitet hat. Hat er ihn nicht eingeleitet, muss der Einleitende ihn zum Rücknahmeverfahren in Anwesenheit des Probanden delegieren. Die Rücknahme des Hypnosezustands kann aber auch alle Register des hier im Buch erwähnten Vergleichs mit dem Organisten und seiner Orgel erfordern, wenn sie beim ersten oder zweiten Versuch nicht gelingt. An dieser Stelle darf ich dem Leser versichern, dass mir bei meinen über 200 000 Hypnosen und ca. 8000 Hypnoanalysen kein einziges Mal die Rücknahme misslungen ist.

*Delegierte Rücknahme*

Zwei Beispiele sollen das Gesagte verständlicher machen: Auch bei der Rücknahme des Hypnosezustands gilt: Funktioniert diese beim ersten Mal nicht, dann muss sie unter Umständen mehrere Male in kurzen Abständen wiederholt werden. Also: wie gesagt weitermachen. Dies ist die eine Möglichkeit, die man hat, eine Rücknahme herbeizuführen. Man kann sie aber auch posthypnotisch herbeiführen. Da die Posthypnose den Weg über das Unterbewusstsein nimmt, kann man eine Zeit von fünf bis zehn Minuten angeben und dem Probanden erklären: »Nach fünf Minuten sind Sie wieder vollkommen bei normalem Bewusstseinszustand. Es kommt zu einer Rückschaltung von der rechten zur linken Gehirnhemisphäre.« Hier ist der phantasievolle Organist gefragt.

*Wiederholungen in kurzen Abständen*

So kann man auch das humorvolle Register ziehen: Einem Patienten, der partout nicht aus dem Hypnosezustand herauskommen wollte und von dem ich wusste, dass er kurz nach Beenden der Hypnosesitzung sich zu einem exklusiven Essen angemeldet hatte, sagte ich einfach: »So, heute gibt es für Sie keinen feinen Fisch, der fällt aus!« Diese Nachricht hat ihn schlagartig aus dem Hypnosezustand herausgezogen, nach dem Prinzip, dass bei der Umschaltung von der linken zur rechten Hemisphäre eine Restaktivität von mindestens 25 % erhalten bleibt (vgl. S. 26).

*Humorvolles Register*

Ich möchte hier an meinen Vergleich mit dem Schweißbrenner, der mit Aufdrehen des Gasdrucks eine volle Flamme entwickelt, erinnern. So springt auch hier bei dem »Druck«, auf den geplanten Genuss verzichten zu müssen, automatisch der Hypnotisierte in den normalen Bewusstseinszustand zurück. Es ist also im Prinzip der Selbsterhaltungseffekt, der auch sonst eintritt, wenn eine Gefahr während des Hypnosezustands für den Hypnotisierten auftritt.

*Selbsterhaltungseffekt*

# Die Indikation zur Hypnose, Hypnoanalyse und Selbsthypnose und ihre Anwendungsmöglichkeiten

Wir kennen drei Varianten der Hypnose:
■ die positiv programmierende Suggestionshypnose (die Form, die im Allgemeinen unter Hypnose verstanden wird),
■ die aufdeckende Hypnose (Hypnoanalyse),
■ die Selbsthypnose.

**Zudeckende Hypnose**

Die von mir so genannte »positiv programmierende Suggestionshypnose« nannte man früher auch die »zudeckende Hypnose«. Dieser Begriff ist jedoch veraltet. Man ging bei früheren Vorstellungen davon aus – und leider tun das auch heute noch Therapeuten viel zu oft –, dass die Hypnose ein psychisches Verfahren sei, welches ermöglicht, irgendwelche »unangenehme Symptome« oder »Krankheitssymptome«, aber auch Affekte wie Angst durch entsprechende Suggestionen in ihrer Wirksamkeit zu überdecken und somit wirkungslos zu machen.

Diese Überlegung ist unhaltbar, denn es lässt sich eine Angstneurose ebensowenig »zudecken« wie der große Teil der Schmerzen. Man hat den Begriff zudeckende Hypnose im Gegensatz zu einer aufdeckenden (hypnoanalytisches Verfahren) deshalb gern zur Anwendung gebracht, um das Analytische der Hypnoanalyse von der positiv programmierenden Hypnose zu trennen.

**Trechnik der Befragung**

In der Hypnoanalyse findet vorrangig keine positive Programmierung statt. Hier wird der Proband im veränderten Bewusstseinszustand der Hypnose durch eine entsprechende Befragungstechnik aufgefordert, die in ihm gespeicherten Informationen und Inhalte aus seinem Unterbewusstsein freizugeben und verbal zu reproduzieren. Mit anderen Worten: Er redet im Hypnosezustand ohne Eingreifen des Zensors der linken Hemisphäre über die Dinge, die ihn belasten, gegebenenfalls sein Krankheitsbild verursachen.

Sowohl die positiv programmierende Suggestionshypnose wie auch die Hypnoanalyse können bei entsprechend richtiger Anwendung bei Heilungsprozessen wie auch bei anderen Interventionen im Hypnosezustand zu großem Erfolg führen.

# Die positiv programmierende Hypnose

Die positiv programmierende Hypnose findet immer dort ihre Anwendung, wo durch positives Einwirken beim Krankheitsgeschehen
ein Heilungsverfahren günstig beeinflusst werden soll. Beispiele: das
schnelle Zusammenwachsen eines Knochenbruchs oder Bänderris-
ses oder aber auch in einem weit gespannten Bogen bis hin zum
Sport, ja sogar bis in ein Managertraining, wo es um die Erzielung erhöhter Leistung geht.

Wenn's um hohe Leistung geht

Fragt man nach den Anwendungsmöglichkeiten der Hypnose im
Fachgebiet Medizin, so finden sich die meisten Heilungsprozesse
im Bereich der Chirurgie. Hier beginnt die Indikationsliste mit
der Wundheilung oder auch mit der präoperativen Sedierung und
Operationsvorbereitung zur Einsparung von Narkosemitteln. Dazu gehören auch die Ausschaltung des Operationsschmerzes,
Blutstillung und die postoperative Phase. Hypnose wird außerdem
bei Transplantationen und *Sudeck*-Syndrom, zur Beschleunigung
des Heilungsprozesses an sich, insbesondere bei Knochenbrüchen, bei Hauttransplantationen, Bänderrissen und -zerrun-
gen, Bandscheibenbeschwerden, aber auch im Fall von Magen-
geschwüren, ja bis hin zu Krebserkrankungen mit sehr gutem
Erfolg eingesetzt.

Da dieser Ratgeber kein medizinisches Lehrbuch zur Hypnose ist,
will ich den medizinischen Teil so kurz wie möglich halten und nicht
jedes Fachgebiet unbedingt mit einem Beispiel belegen. Ich setze die
Chirurgie an den Anfang, weil die Hypnose als Heilbehandlung in einer ärztlichen Praxis zuerst von *James Braid* – und der war Chirurg –
angewendet wurde. Und es waren auch wieder die Chirurgen, welche
die Hypnose nach ihrem Siegeszug um 1900 zum Sturz brachten.
Sie waren über die Verwendung der Hypnose als Anästhetikum ent-
täuscht, und zu dieser Zeit hielt die Pharmakologie ihren großen Ein-
zug.

Hypnose als Anästhetikum

In den letzten Jahren allerdings kommt es offensichtlich auch in
der Chirurgie wieder zu einer Renaissance der Hypnose. Dabei spre-
che ich nicht von den Operationen im Hypnosezustand, die mein Vater bereits vor ca. 60 Jahren z.B. bei Blinddarm- oder Schilddrüsen-
operationen erfolgreich durchführte. *Dr. Heinrich Bick* war nicht nur
ein exzellenter Chirurg, sondern, wie schon erwähnt, auch Lieblings-
Assistent des berühmten deutschen Chirurgen *Prof. Sauerbruch*. So
konnte er es sich aufgrund seines hohen Ansehens leisten, schon da-

Renaissance – auch in der Chirurgie

mals, zu einer Zeit, als die Hypnosetherapie nicht im besten Ansehen stand, selbst bei anscheinend hoffnungslosen Fällen erfolgreich mit seiner Hypnose einzugreifen.

---

**Hierzu ein überzeugendes Beispiel von einem unheilbaren Unterschenkelgeschwür:**

*Herr E.*, 26 Jahre alt, war vom Rad gestürzt und kam dabei mit dem linken Schienbein auf eine Eisenkante. Dieser Vorfall lag 14 Tage zurück. Als Folge des Unfalls entstand ein typisches traumatisches Unterschenkelgeschwür. Er machte zu Hause Verbände und Umschläge. Die Entzündung und das Geschwür wurden jedoch immer schlimmer und größer.

Mit Einverständnis von *E.* versuchte mein Vater, durch eine tägliche Hypnosetherapie die Wunde zu beeinflussen. Äußerlich wurde sie nur mit Kochsalzverbänden behandelt, um ein Verkleben mit dem auf der Wunde befindlichen Mull zu verhindern. Die Wirkung stellte sich bald ein. Nach fünf Behandlungstagen sah man bereits einen Erfolg – deutliche Granulation an den Wundrändern und Organisation des gesamten Wundgeschehens. Einige Tage später zeigte sich schon deutlich, wie die Granulation voranschritt und die Wunde sich immer mehr schloss. 14 Tage später war die ursprüngliche Wunde vollkommen abgeheilt. So viel zu einer Pionierleistung in der Chirurgie durch Hypnose vor ca. 60 Jahren.

---

**Hauttransplantationen**

Bei *Hauttransplantationen* hat sich ähnlich wie bei der Wundbehandlung die Hypnose ebenfalls als ein äußerst exzellentes und probates Mittel erwiesen.

Auf die erfolgreiche Behandlung von Bänderzerrungen und Bänderrissen sowie Knochenbrüchen habe ich bereits hingewiesen. Hier lässt sich die Behandlungszeit erheblich reduzieren; dies ist nicht nur von Interesse für Sportler, sondern allgemein für die Kostenträger.

---

**Hierzu wieder ein Beispiel:**

*Herr Sch.*, 33 Jahre alt, hatte sich in seiner Wohnung so unglücklich seinen rechten großen Zeh angeschlagen, dass ihm der aufgesuchte Chirurg einen Bruch bestätigte. Der Mann wurde sofort operiert. Der erwartete Heilungsprozess blieb aus, im Gegenteil, es kam sogar noch zu einer Komplikation durch eine zusätzliche Infektion mit Vereiterung. Für *Sch.* war diese Situation insofern besonders dramatisch, da er rund 14 Tage nach diesem Unfall einen festen Termin im Ausland hatte.

*Herr Sch.* kannte mich und war von mir in Hypnose trainiert (Achtung: Hypnosepotenzial). Durch das von mir durchgeführte *Hypnose-Managercoaching* war er vom technischen Verkaufsfahrer zum Generalrepräsentanten eines amerikanischen Multikonzerns für Europa aufgestiegen. Er hatte unter 60 europäischen Bewerbern diesen Posten, der ihn jetzt zum Erscheinen in Florida verpflichtete. So rief er mich in seiner Not an und bat mich um Hilfe. Ich verordnete ihm zunächst eine Höchstdosis Antibiotika, die ihm sein Freund, ein Arzt und zugleich Schüler von mir, verabreichte, und ließ ihn umgehend zu mir kommen. So konnte ich ihn sofort nach seiner Ankunft zweigleisig behandeln: Einmal konnte ich das Antibiotikum in seiner Höchstdosis direkt im Hypnosezustand in den vereiterten Zeh leiten. Es konnte so hochaktiv antibiotisch an der richtigen Stelle konzentriert einwirken. Zusätzlich ließ ich den Patienten in der Hypnose visualisieren, wie die beiden Knochenbruchstücke seines Zehs wieder zusammenwachsen.

Der Erfolg war so frappierend, dass *Herr Sch.*, der an dem darauf folgenden Montag einen weiteren Termin bei seinem Chirurgen hatte, von eben diesem erstaunt gefragt wurde: »Was soll ich hier noch machen?« Er meinte damit den kranken Zeh, der zu diesem Zeitpunkt schon so weit abgeheilt war, dass die ursprünglich geplante Nachoperation entfiel und es kaum einer größeren Wundversorgung bedurfte. *Herr Sch.* war wie vorgesehen am nächsten Wochenende bei seinem *Sales-Meeting* in Florida.

## Hypnose statt Operationssaal

Dass an Magen- und Darmgeschwüren die Psyche zu einem hohen Grad beteiligt ist, weiß man schon lange. Mein Vater setzte bereits in den fünfziger Jahren dem Ganzen die Krone auf: In seinem Krankenhaus behandelte er alle mit Magen- und Zwölffingerdarmgeschwüren eingelieferten Patienten mit Hypnose und heilte sie so. Dadurch vernachlässigte er seinen Operationssaal so sehr, dass die zuständige Oberin ihn eines Tages ansprach: »Herr Doktor, wozu haben wir noch einen Operationssaal? Sie behandeln ja alle Magengeschwüre mit der Hypnose, und der OP steht leer. Denken Sie mal an die Rentabilität.«

## Ein blutender Magenstumpf ist heilbar

Im Magen-Darm-Bereich konnte ich ebenfalls große Behandlungserfolge verbuchen.

**Auch hierzu wiederum ein Beispiel:**

Ein behandelnder Kollege schickte mir *Frau H.*, 49 Jahre alt. Sie
litt unter einem blutenden Magenstumpf, der sehr schwer heilbar
ist. Alle bisherigen Maßnahmen zeigten keinen Erfolg. Aufgrund
meiner Erfahrung hoffte der Kollege, dass ich mit Hypnose helfen
könnte.

Unter einem Magenstumpf verstehen wir den Rest des Magens,
den man nach einer Magenoperation belassen hat. In diesem Rest
kann es zu einer Läsion der restlichen Magenschleimhaut und wie
bei einem ganz normalen Magengeschwür zu Blutungen kommen. Wegen Verwachsungsgefahr und anderen möglichen Kom-
plikationen operiert kein Chirurg gern an einem resezierten Magen. Die Patientin wurde die ersten Tage bei uns nur mit süßer
Sahne, einem Mittel, dass erfahrungsgemäß sehr hilfreich ist,
ernährt. Zusätzlich erhielt sie täglich eine positiv programmierende Hypnosebehandlung. Schon nach wenigen Tagen ließ die Blu-
tung nach, und sie konnte nach vier Wochen gesund entlassen
werden.

In Amerika interessierte man sich schon seit längerer Zeit für
meine Arbeiten. So erschien im September 1976, einige Jahre
nach der geschilderten erfolgreichen Magenbehandlung, *John
Cook*, ein namhafter Journalist des *National Enquire*, einer der
größten US-amerikanischen Zeitungen, bei mir. Er wollte Genaue-
res wissen über meine Behandlungserfolge und u. a. auch über die
Patientin mit dem blutenden Magenstumpf. Ich nahm in seiner
Anwesenheit mit dem *Frau H.* seinerzeit einweisenden Kollegen
telefonisch Kontakt auf, um mich nach ihrem Zustand zu erkundigen. Der Kollege erklärte mir lachend: »Ihr geht es blendend.« Der
Journalist bat dennoch um ein persönliches Treffen mit *Frau H.*,
bei dem er dann erfuhr, dass sie nie wieder einen Rückfall und im
Magen-Darm-Bereich keinerlei Probleme hatte.

**Erfolge in der Urologie**

Auch die der Chirurgie verwandte Fachrichtung der Urologie meldet
Erfolge mit Hypnosebehandlung gegen Bettnässen (Einnässen, Enu-
resis), postoperatives Harnverhalten, Tageseinnässen und Harnbla-
senentleerung während des Schlafes.

# Indikationen in Frauenheilkunde/Geburtshilfe und vielen weiteren Fachgebieten

Weibliche Genitalstörungen, wie funktionelle Amenorrhö, Verschiebung des Menstruationstermins, prämenstruelles Syndrom, funktionelle Dysmenorrhö, Hypermenorrhö, aber auch psychogener *Fluor albus* (Weißfluss, Leukorrhö), Frigidität und Anorgasmie, Vaginismus und psychogene Sterilität, um nur einige zu nennen, sind gut mit Hypnose zu behandeln. Zur psychogenen Sterilität ist zu sagen, dass ich hier einem sonst absolut gesunden Ehepaar – sie Ende 20, er Anfang 30 – zu dem erwünschten gesunden Kind durch Hypnose verhelfen konnte.

**Psychogene Sterilität**

Selbstverständlich hat sich die Hypnose auch in der Geburtshilfe seit vielen Jahrzehnten exzellent bewährt.

> **Ein Beispiel hierzu:**
>
> Vor vielen Jahren kam ein Kollege zu mir, dessen Frau hochschwanger war. Er ließ mich seine Besorgnis wissen, dass es eventuell eine schwere Geburt werden könnte, und bat mich um Hilfe durch Hypnose. Die Frau hatte schreckliche Angst vor der Niederkunft, da bereits ihre erste Entbindung sehr schwer und kompliziert war.
>
> Ich nahm mich ihrer an und bereitete sie auf die Geburt vor. Neben Entspannung und Ruhe erhielt sie die Suggestion, dass sie mit Eintritt der Geburt, d. h. bei fünfmarkstückgroß geöffnetem Muttermund, posthypnotisch in einen veränderten Bewusstseinszustand der Hypnose falle und so vom eigentlichen Geburtsvorgang nichts wahrnehme, aber andererseits doch unbewusst an dem Vorgang ganz ruhig, locker und innerlich entspannt und aktiv teilnehme. Da man in der Klinik eine äußerst schwere Geburt erwartete – und der Vorgeschichte nach sah es auch so aus –, war man völlig erstaunt über den total komplikationslosen, ganz normalen und relativ schnellen Geburtsverlauf.

Hypnose bei Entbindungen ist weitgehend bekannt. Dies galt auch für meinen Vater, den Chirurgen und Gynäkologen. Die von mir durchgeführte posthypnotische Geburtsleitung und der damit verbundene Geburtsvorgang waren dagegen etwas Neues.

## Männliche Sexualstörungen

Dass Hypnose bei Impotenz und *Ejaculatio praecox* (vorzeitigem Samenerguss) indiziert ist, dürfte kaum mehr ein Geheimnis sein. Hier kann neben der positiv programmierenden Hypnose auch eine Hypnoanalyse angezeigt sein. Denn nicht selten liegt bei diesen Störungen auch eine nicht verarbeitete Erlebnisreaktion vor. Dies gilt auch unter Umständen bei Homosexualität und Bisexualität.

**Homosexualität**

> **Dazu folgendes Beispiel:**
>
> Ich erinnere ich mich an einen jungen Mann, der unter seiner Homosexualität immer wieder litt und mich um Hilfe bat. In der Hypnoanalyse sah er, wie er als kleiner Bub in seinem Bettchen lag und mit seinem Penis spielte; seine bigotte Mutter schlug ihm jedes Mal, wenn sie ihn dabei ertappte, mit einem Lineal auf die Finger. In dem Jungen entwickelte sich aufgrund dieser nicht verarbeiteten Erlebnisreaktionen immer mehr die Assoziation, weibliche Wesen seien böse, mit ihnen wolle er nichts zu tun haben. Nachdem er die Ursachen seiner Neurose verarbeitet hatte, entwickelte er sich zu einem ganz normalen Mann, der in der Lage war, eine Frau zu heiraten, was er denn auch tat.

## Haut

Das Fach Hautkrankheiten zählt schon seit vielen Jahren zu den wichtigsten Fachgebieten für die Hypnosetherapie. Auch die Haut war ein Spezialgebiet meines Vaters. Er hat seine Methode in dem Buch »Hypnose und ihre Wellentheorie« 1958 beschrieben. So lassen sich nicht nur alle verschiedenen Formen von Ekzemen und Hautallergien sowie Neurodermitis, urtikarielle Arzneimittelreaktionen und Hyperhydrosis (Handschweiß) wie auch Warzen bis hin zu Alterswarzen mit Hypnose erfolgreich behandeln, sondern als geradezu spektakulär ist auch die erfolgreiche Behandlung einer Psoriasis zu erwähnen.

**Psoriasis**

**Basaliom**

Bereits 1965 berichtete *Dr. Heinrich Bick* auf dem Ersten Internationalen Kongress für Hypnose in Paris zudem über seine sensationelle Heilung eines Basalioms (Basalzellenkrebs vom Typ *Crompecher*), eines der bösartigsten Hauttumoren.

## Zur inneren Medizin

Hier ist im Zusammenhang mit Hypnosebehandlung in erster Linie Asthma bronchiale und andere Allergien aller Art zu nennen. Mit die größten therapeutischen Erfolge in diesem Bereich wurden aber auch bei anderen Erkrankungen des Respirationstraktes (der Atemwege) erzielt wie Rhinitis (Schnupfen), Heuschnupfen bzw. Heuasthma. Selbst Tuberkulose lässt sich erfolgreich behandeln. **Asthma**

Gleich nach dieser Gruppe folgen, wie schon dargelegt, die gastrointestinalen Krankheiten mit funktionellen Störungen des Speichelflusses. Aber auch Spasmen wie psychogenes Erbrechen, Obstipation, Diarrhö, ja selbst Dyskinesie der Gallenwege sind Indikationen. Über gastrointestinale Erkrankungen mit Läsion (z. B. Gastritis, Magen-, Darmgeschwüre) habe ich bereits unter den chirurgischen Anzeigen berichtet (vgl. S. 75). **Dyskinesie**

Das Dumping-Syndrom, Nahrungsmittel-Allergien, psychogene Nahrungsmittel-Unverträglichkeiten und hochaktuelle Krankheitsbilder wie Fettsucht, Anorexia nervosa und Bulimie sind gut beeinflussbar bis heilbar. **Anorexie**

Sucht man im Fall von Fettsucht (Übergewicht) nach Möglichkeiten zur Gewichtsreduktion, so ist hier die Hypnose besonders angezeigt – ein Thema, mit dem ich mich besonders beschäftigt habe. Ich halte es für unsinnig, von einer Gewichtsabnahme im üblichen Sinne zu sprechen. Die Erfahrung hat gezeigt, dass alle Probanden primär nur auf die Gewichtsreduktion fixiert sind. Ich hingegen weiche in meiner Ansicht zu dieser Problematik völlig von dem »Gewichtsfanatismus« ab. Für mich gilt auch in der Hypnose die Regel: Das Idealbild steuert Nahrungsaufnahme, Stoffwechsel und Energiehaushalt.

Die Wirksamkeit dieser Grundeinstellung erwies sich in einem außergewöhnlichen Experiment in der Sendung »Sprechstunde« des Bayerischen Fernsehens 1988. Im Vordergrund stand die Frage: Inwieweit lassen sich objektiv Erfolge sichtbar erzielen und erkennen durch die von mir vorgegebene Formulierung »Abnahme im äußeren Aussehen und damit auch Gewichtsreduzierung, ohne diese selbst zu erwähnen«?

Es fanden sich zwölf freiwillige Probanden, die nie zuvor mit der Hypnose in Berührung gekommen waren. Dies war eine der Grundbedingungen. Eine zweite war, einen Hypnotisator zu finden, der während des mehrwöchigen Experiments körperlich und psychisch immer in der gleichen Verfassung war. Hierzu bot sich das von mir

*Elektronisches multifunktionelles Hypnosegerät (Multihypnophon) unter Kontrolle des EEG-Brainmapping mit 24 Elektroden*

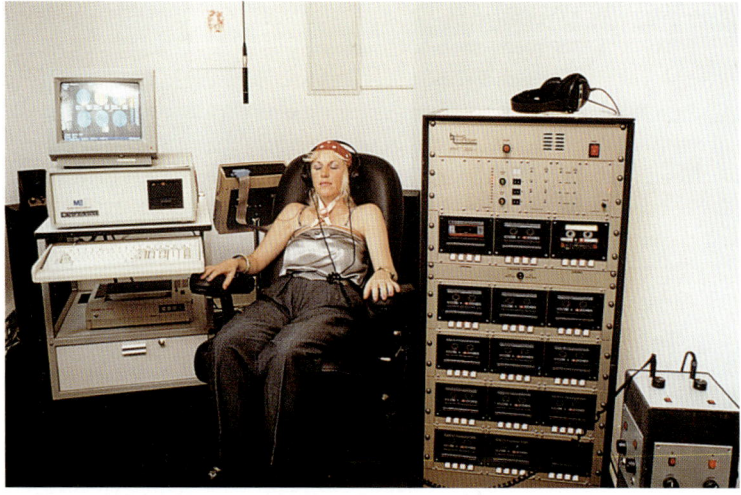

**Das Multihypnophon**

entwickelte, kurz zuvor fertig gestellte Multihypnophon an. Alle Teilnehmer waren übergewichtig und wollten mithilfe des Hypnosezustands »abnehmen«.

In diesem Experiment übernahm das Multihypnophon die Funktion des Hypnosearztes, d. h. es übernahm die Hypnoseeinleitung, setzte die entsprechenden Suggestionen und vollzog nach Ablauf der üblichen Hypnosezeit die Rücknahme. Dadurch waren natürlich die Suggestionen für alle Probanden immer wieder gleich bleibend, und dies zu allen Zeiten, so dass wir hier ein objektives Ergebnis haben.

In dem Programm gab es auch die zusätzliche Suggestion, dass sich der Magen verkleinere und rechtzeitig Sättigung melde. Auch die hierzu durchgeführte Röntgenuntersuchung, vor allem die **Gefilmte Durchleuchtung** bei laufender Kamera, konnte den Fernsehzuschauer davon überzeugen, dass der Magen spontan auf die hypnotische Suggestion reagierte.

> Das Gesamtergebnis zeigte, dass alle Teilnehmer sich nicht nur in ihrem Äußeren, sondern auch in ihrem Gewicht veränderten. Der Rekord lag bei zehn Kilo Abnahme in drei Wochen (Durchschnitt etwa sechs bis sieben Kilo).

Bulimie und Anorexia nervosa sind Grenzfälle zur Behandlung mit zudeckender Hypnose; nach meinen Erfahrungen ist hier dringend ein hypnoanalytisches Vorgehen angezeigt. Die Ursachen dieser Beschwerden und die Hintergründe zu dem Fehlverhalten müssen zunächst aufgedeckt werden, bevor man zu einer positiv einschreitenden Therapie übergehen kann.

## Hypnose bei Herz- und Kreislaufstörungen

Meinem Vater ist es bereits 1924 kurz nach der Erfindung des EKG gelungen, die Beeinflussung der Herztätigkeit durch Hypnose im EKG nachzuweisen. Er hat schon zu jener Zeit funktionelle Herzstörungen mit Hypnose erfolgreich behandelt. Mit Hypnosetherapie lässt sich gegen funktionelle Herzrhythmusstörungen, totalen AV-Block, koronare Herzkrankheit, Herzinsuffizienz, Hypertonie und Hypotonie gut und sehr effizient vorgehen.

*Einfluss auf die Herztätigkeit*

---

**Ein Beispiel aus meiner Praxis zur Hypertonie:**

*Herr S.* war vor vielen Jahren wegen einer Angst- und Kriegsneurose bei mir in Behandlung. Nach erfolgreicher Behebung dieser Beschwerden verlor ich ihn für längere Zeit aus den Augen. Im Alter von rund 70 Jahren suchte er mich wegen Schwindelproblemen wieder auf. Im Verlauf der Behandlung bat er mich, seinen sehr unregelmäßigen Blutdruck mithilfe der Hypnose auf einen bestimmten Wert einzustellen. Er bestand auf einem Blutdruck von 140/70 mmHg.

Nach kurzen Bedenken wegen der Überschreitung des physiologischen diastolischen Normwertes von 80 mmHg gab ich seinem eindringlichen Wunsch nach und stellte seinen oberen Wert (den systolischen) auf 140 mmHg und seinen unteren Wert (den diastolischen) auf 70 mmHg ein.

Hier gestehe ich, dass ich damals nicht von der Möglichkeit einer lang anhaltenden Stabilität dieser Einstellung überzeugt war – der Patient jedoch umso mehr. Bei jeder ärztlichen Kontrolluntersuchung erklärte er seinem Hausarzt, er brauche keine Blutdruckmessung, er habe sowieso 140/70. Diesen Wert hält er nunmehr bereits über zehn Jahre.

---

## Endokrine Störungen

Bei Hyperthyreose (Schilddrüsenüberfunktion) ist bemerkenswert, dass sich der Grundumsatz, der infolge der gesteigerten Schilddrüsenhormon-Sekretion erhöht ist, im Hypnosezustand ganz erheblich beeinflussen lässt.

*Grundumsatz*

Laut *Raginsky* lassen sich bei ausgewählten Fällen von Diabetes mellitus unter Herabsetzung von Stress durch Hypnose Insulinbedarf und Komahäufigkeit senken. Ferner können posthypnotische Suggestionen helfen, die Diät einzuhalten und das Gewicht zu reduzieren.

*Diabetes*

## Beeinflussung des Melatonins im Blut durch Hypnose

**Radikalen-
fänger** Melatonin ist sowohl ein Hormon als auch ein Radikalenfänger, über den Wissenschaftler wie Laien verstärkt diskutieren. Von besonderer Wichtigkeit ist Melatonin als Anti-Aging-Substanz, also als Stoff, der das Altern aufhalten soll.

Wir wissen heute, dass Melatonin in zweifacher Weise wirkt: innerhalb der Zelle (Radikalenfänger wie z.B. Vitamin E) sowie als Hormon (hier als Informationsträger). Melatonin organisiert den Tag-**Tag-Nacht-
Rhythmus** Nacht-Rhythmus und den Jahresrhythmus, steuert die Schlafstrukturen in Abhängigkeit von Dunkelheit, d.h. wenn es finster ist, wird mehr Melatonin, wenn es hell ist, wird weniger Melatonin gebildet. Wenn es hell ist, fördert es Funktionen und den Stoffwechsel des Tages (Wachheit); wenn es dunkel ist, fördert es dagegen die Nachtaktivitäten (Schlaf).

In einem Untersuchungsprojekt, das ich in Zusammenarbeit mit der Universität Herdecke zu der Frage nach der Beeinflussbarkeit der Melatoninproduktion durch Hypnose durchgeführt habe, ist es mir in einer Pilotstudie gelungen, die Melatoninproduktion auch während der Nachtzeit unter der Suggestion »Es ist hell« zu vermindern. Weitere Versuchsreihen stehen noch aus.

## Die Hypnose in der Nervenheilkunde

Die Indikationsliste für die Hypnose in der Nervenheilkunde ist relativ lang. Sie beginnt mit organischen Störungen der Motorik, zere-**Stottern** braler Kinderlähmung, Poliomyelitis und Epilepsien. Auch Stottern und Schreibkrampf sind ein sehr dankbares Gebiet für die Hypnosetherapie. Hier kann bei entsprechender Vorgeschichte gleichfalls eine Hypnoanalyse neben der positiv programmierenden Hypnose angezeigt sein.

So erinnere ich mich an eine Patientin mit einem schweren Schreibkrampf, dessen Ursache im dunkeln lag. Im hypnoanalytischen Verfahren sah sie sich in DDR-Zeiten zurückversetzt, wie sie gezwungen wurde, den Verkauf ihres Hauses an den Staat zu unterschreiben. Nachdem ich ihr die Ursache ihrer Beschwerden verständlich gemacht und sie diese verarbeitet hatte, verlor sie den Schreibkrampf ganz.

**Tics** Auch Tics (Gesichtszuckungen) und Blepharospasmus (Gesichtsverkrampfung) sind ein dankbares Gebiet für Hypnosetherapie. Lähmungen, insbesondere postapoplektische Zustände (nach Schlaganfall) und traumatische Zustände sind sehr erfolgversprechende Indikationen für eine positiv programmierende Hypnosetherapie.

Aphonie, Tremor, Gleichgewichtsstörungen, motorische Anfälle und Lachkrämpfe, Sensibilitätsstörungen, selbst Erblindung und Amnesie sind mit Hypnose angehbar. Ein besonders dankbares Gebiet ist das Ohrensausen *(Tinnitus aurium)*. Hier hat sich die Hypnosetherapie ganz besonders verdient gemacht.

**Tinnitus**

# Indikationen zur Hypnoanalyse bei psychischen Störungen und Grenzgebieten

Nun zu einer der Hauptdomänen der Hypnoanalyse. Zuvor möchte ich meinen Lesern aber noch weiteres Wissen über die Hypnoanalyse vermitteln. Es handelt sich nicht nur um ein aufdeckendes Verfahren, um die im Unterbewusstsein verschütteten, nicht verarbeiteten Erlebnisreaktionen zu Tage zu fördern, wie wir noch sehen werden. Die Methode trägt vielmehr auch ganz erheblich zum Erfolg der Hypnosetherapie an sich bei.

**van Pelt**

Ich möchte das Verfahren kurz erklären. *Van Pelt* suggerierte seinen Patienten im Zustand der Hypnose, ihnen würden die beschwerdeauslösenden Ereignisse bis zur nächsten Sitzung einfallen. Ich dagegen führe den Patienten an den Problempunkt heran, d. h. ich gehe vom Symptom aus: Nach mehreren vorausgegangenen Sitzungen und damit einer Intensivierung des Hypnosezustands wird zunächst ein exzellenter Rapport zwischen dem Hypnotisierenden und dem Hypnotisierten hergestellt. Die Probanden werden danach durch gezielte Fragen unter strenger Vermeidung irgendwelcher Suggestivfragen im Zustand der Hypnose zum Reproduzieren verdrängter Erlebnisreaktionen angeregt. Der Patient muss spontan auf die Fragen antworten. Tiefer liegende Inhalte und verdrängtes Material können so in relativ kurzer Zeit aufgedeckt werden. Die Sitzungen werden auf Tonband aufgezeichnet.

**Suggestiv-fragen**

**Protokolle schreiben**

Nach jeder Hypnosesitzung ist der Patient gehalten, die aufgedeckten Inhalte frei aus seinem Gedächtnis niederzuschreiben. Danach hat er die Möglichkeit, noch einmal die von ihm gegebenen Reproduktionen auf Band abzuhören und nochmals selbst nach den Ursachen seiner Beschwerden zu suchen. Danach soll der Patient eine erste Bilanz (schriftliche gegenüberstellende Auflistung von Neurotisierungs-Ereignissen mit Zeitangaben und der heute veränderten Lebenssituation) aus seiner Hypnoanalyse über die von ihm gefundenen Ursachen ziehen.

Damit ist der Patient selbst gegen die in ihm immer noch bestehenden Widerstände gezwungen, sich mit den Ursachen-Tatsachen seiner Beschwerden auseinander zu setzen. Die Bilanz wird dann vom Hypnosearzt mit dem Patienten eingehend besprochen.

So werden gemeinsam die eigentlich tiefer liegenden Ursachen der Beschwerden gefunden. Dieses Verfahren (Hypnoanalyse, Niederschrift aus dem Gedächtnis, Bandabhören und Bilanz) kann sich je nach Anzahl der durchgeführten Analysesitzungen mehrfach wiederholen. Schließlich wird dann noch einmal eine Gesamtbilanz zur eigentlichen Ursache der Beschwerden erstellt.

Die eigene Aktivität der Patienten ist im hypnoanalytischen Verfahren wie auch im positiven Suggestionsverfahren für den Therapieerfolg von größter Bedeutung. Es wird ihnen immer wieder die Gelegenheit gegeben, aktiv an ihrem Heilungsprozess mitzuwirken und ihre eigene Aktivität zu erhalten und zu fördern. So besteht keine Gefahr für eine Abhängigkeit vom Therapeuten.

**Die eigene Aktivität**

Es ist äußerst wichtig, dass sich der Patient immer wieder mit den verdrängten Konfliktsituationen auseinander setzt und sie sich verständlich macht. Denn was verständlich ist, ist bald auch selbstverständlich. Und durch diesen Prozess kommt es zur Auflösung des neurotischen Komplexes, denn was selbstverständlich ist, macht nicht krank.

Dies sind die vier Effekte der Hypnoanalyse, die ich entwickelt habe:
- der auffindende Effekt, also das Auffinden der Ursachen der Beschwerden;
- der bewusst machende Effekt, d.h. die aufgefundenen Ursachen werden dem Patienten ins Bewusstsein gebracht;
- der befreiende Effekt, d.h. aus den beiden erstgenannten Effekten resultiert eine Befreiung von Schuldgefühlen;
- der scheinbare Löschungseffekt, wobei sich durch Freisetzen von Assoziationen ein scheinbarer Löschungs- und Auflösungseffekt einstellt.

Es kommt also durch die Hypnoanalyse zunächst zur Transparenz und dann zur Auflösung eines oder mehrerer Problempunkte oder zusammengeballter Problempunkte. Die vorher blockierten Assoziationsmöglichkeiten werden wieder freigelegt und das Geschehene in den Gesamtkomplex unseres Bewusstseins integriert. Wie gesagt: Es wird verständlich, und was verständlich ist, berührt uns nicht mehr, tut uns nicht mehr weh.

**Transparenz**

Der bedeutendste amerikanische Hypnosewissenschaftler, *Lewis Wolberg*, der sich sein Leben lang mit der Hypnoanalyse auseinander gesetzt hat, war von dieser meiner Neuentdeckung der vier Effekte der Hypnose (hypnoanalytisches Verfahren) begeistert.

**Lewis Wolberg**

Dieses Verfahren ist unbedingt angezeigt bei Angst- und Zwangs-
neurosen, neurotischen Depressionen, Neurasthenie, nicht näher
bezeichneten Neurosen, reaktiven Depressionen, asthenischen Erscheinungsbildern, Angstzuständen und phobischen Syndromen,
aber auch bei Examensangst, Lampenfieber, Redeangst, Erröten,
diversen Arten von Tierphobien (Spinnen- und Schneckenphobie),
ferner bei Abhängigkeiten, Alkoholismus und Nikotinmissbrauch
sowie auch bei Psychosen (mit Ausnahme der endogenen Psycho-
se), psychosomatischen Erkrankungen und Krebsangst.

Wie gesagt: Dieses Verfahren ist oft in Kombination mit der positiv
programmierenden Hypnose angezeigt.

**Hierzu ein Beispiel aus dem Bereich der Angstneurosen:**

Die folgende Kasuistik zeigt in klassischer Form, was die Hypnoanalyse vermag. Aber auch der Unterschied zwischen der Hypnoanalyse und der Hypnose wird hier deutlich: *Herr S.* (Anfang 30)
litt unter schwersten Angstzuständen, sodass er in seiner beruflichen Tätigkeit als Refa-Mann bei einem großen Industrieunter-
nehmen immer mehr ausfiel. Doch auch im Privatleben behinder-
ten ihn, nicht zuletzt beim Autofahren, schwerste Ängste. Er litt
nicht nur an Schweißausbrüchen, Magenverkrampfungen, Übel-
keit, sondern hatte auch Herzrasen und Luftbeschwerden.

Auf Anraten eines Arztes war er schon dreimal zu der damals
üblichen zudeckenden Hypnosebehandlung in der Hypnoseklinik
meines Vaters gewesen. Die Erfolge waren immer wieder nur von
kurzer Dauer, einmal ein dreiviertel Jahr, dann ein halbes Jahr und
noch mal ein halbes Jahr. Dann hatte sich sein Zustand wieder erheblich verschlechtert.

Er kam zu einer weiteren Behandlung. Eigentlich wollte er
nicht. Seine Ängste wurden ja immer nur kurz zugedeckt, brachen
aber immer wieder auf. Er kam aber gerade zum richtigen Moment, als ich die Hypnoanalyse in meiner Assistentenzeit an der
Pfälzischen Nervenklinik Landeck so weit entwickelt hatte, dass
ich erste Erfolge verzeichnen konnte und sie einsetzbar war. Und
es war auch gerade der Moment, in dem mein Vater mich gebeten
hatte, bei der Hypnosebehandlung seiner Patienten behilflich zu
sein.

So war ich auch bei *Herrn S.* engagiert, machte mich mit seiner ganzen Problematik vertraut und entschloss mich bei ihm zu

einem hypnoanalytischen Verfahren. Hierbei sah er sich auf das Stichwort »Angst – wo führt Sie Ihr Gefühl hin?« mit schwersten Ängsten als zwölfjähriger Junge unter dem Bett seiner Mutter versteckt.

Er berichtete, dass jetzt sein betrunkener Stiefvater mit einer Axt die Schlafzimmertür einschlagen würde. Er könne sogar die Spitze der Axt in der Türspalte sehen. Seine Mutter liege über ihm im Bett und habe ebenso entsetzliche Angst. Es gelingt dem Stiefvater, die Tür einzuschlagen und sich auf die hilflose Mutter zu stürzen. Diese schreit um Hilfe und fängt laut an zu weinen. Der betrunkene Stiefvater tobt und schlägt die Mutter von neuem. Er empfindet seine totale Hilflosigkeit, er kann seiner Mutter nicht zu Hilfe kommen.

Wie sich im Laufe der Hypnoanalyse herausstellte, war dieses Ereignis kein Einzelfall, sondern wiederholte sich häufig und steigerte seine Ängste immer mehr. Später schlummerten seine Ängste über längere Zeit in ihm, bis es zur geschilderten Angstneurose kam.

Dank meines hypnoanalytischen Verfahrens konnte ich *Herrn S.* die Ursache seiner Beschwerden bewusst machen. Er arbeitete

*Erfolgsstatistik bei 152 Angst-Patienten*

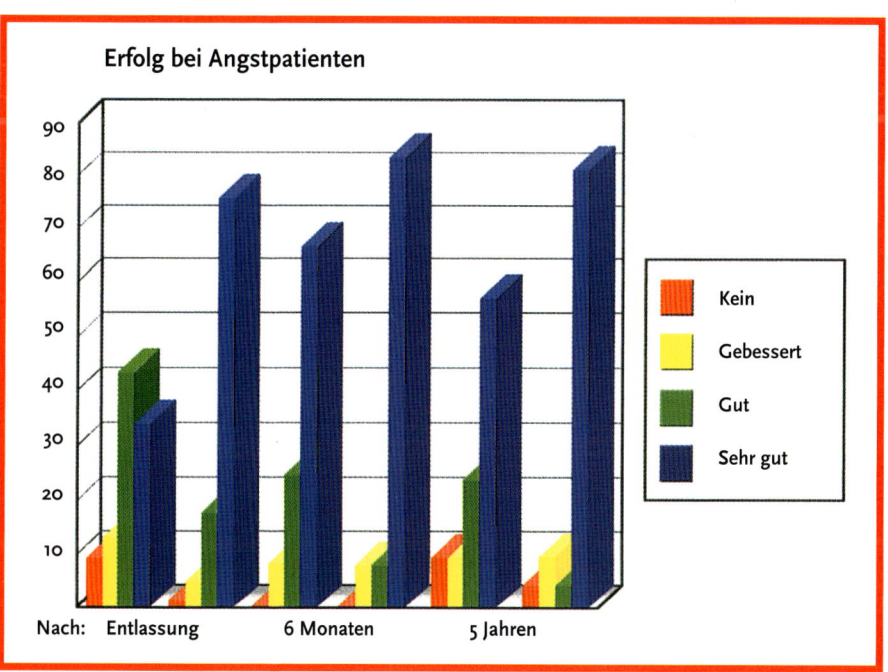

fleißig mit, sodass ich schon bald nach Aufdecken aller seelischen Traumatisierungen die positiv programmierende Hypnose zum Einsatz bringen konnte. Es gelang mir im Laufe der Zeit, den Patienten vollkommen auszuheilen, sodass selbst der Vertrauensarzt und die Krankenkasse erstaunt waren, weil es keine Krankmeldungen von ihm mehr gab.

**Terrorsyndrom**

Dieses Krankheitsbild nannte ich später »Terrorsyndrom«, weil es mir in meiner Praxis immer wieder begegnete. Ich bringe diese »vagabundierende Angst«, wie der Schweizer Psychiater *M. Nachmannsohn* sie nennt, zusammen mit dem Patienten in der Hypnoanalyse an ihren Ursprung zurück und löse sie mit ihm zusammen auf.

**Waschzwang**

Waschzwang kann in schweren Fällen nicht nur sehr lästig, sondern auch grausam sein. Der Betroffene weiß, dass er etwas Unsinniges tut, er kann sich jedoch seiner Handlungen nicht erwehren. Dies trifft übrigens auf alle Zwänge zu!

**Ein Beispiel dazu:**

*Herr D.* (Anfang 20) war so ein Fall. Die Angst und das ständige Bedürfnis, Wohnung und Hände zu reinigen, brachten ihn in meine Behandlung. Oft verspüren Angstkranke gerade starke Widerstände gegen jegliche Art von Therapie. So musste *D.* wochenlang von seinen Eltern darauf vorbereitet werden.

Im Alter von 16 Jahren waren seine Symptome erstmals aufgetreten, nachdem ihm drei Weingläser aus der Hand gefallen waren. Von nun an konnte er sich nicht mehr von dem Gedanken befreien, die ganze Wohnung sei voller Glassplitter. Von morgens bis abends war er damit beschäftigt, seine Umgebung von angeblichen Splittern zu reinigen. Dazu kam das Bedürfnis, sich dauernd die Hände zu waschen.

Sein Zustand verschlimmerte sich so sehr, dass er das Haus nicht mehr verlassen konnte. Er kerkerte sich ein, es gab für ihn nur noch putzen, schlafen, essen – ein erbärmliches Leben. Kein fremder Mensch durfte ihn besuchen. Selbst seine Eltern waren in die Neurose mit einbezogen und mussten sich laufend waschen und reinigen. Zentraler Punkt war bei ihm der Reinigungszwang. Auf diesen konzentrierte sich meine Therapie.

Nach mehreren hypnoanalytischen Sitzungen wurde der eigentliche Problempunkt der Gesamterkrankung von *Herrn D.* erkennbar. Er schilderte im hypnoanalytischen Verfahren etwas, woran keiner mehr dachte: Kurz nach seiner Geburt – er lag noch auf dem Wickeltisch – explodierte über ihm eine Neonlampe. Das Baby war buchstäblich von Glassplittern übersät. Nach der Reinigung des Kleinen passierte der Schwester ein weiteres Missgeschick: Das benutzte Handtuch hing sie so über einem Haken am Wickeltisch auf, dass es herunterrutschte und dem Baby auf das Gesicht fiel. Hierdurch erfuhr *D.* eine weitere (lebensbedrohende) Neurotisierung; denn er bekam keine Luft, bis man ihn wieder von dem Handtuch befreite.

Natürlich konnte er sich an diese frühkindlichen Erlebnisse im normalen Bewusstsein nicht mehr erinnern. Jemand, der sich hätte erinnern können, hätte aber auch diese Vorfälle nicht mit der späteren Zwangsneurose in Zusammenhang gebracht. Das Missgeschick mit den Weingläsern stellte eine unbewusste Verbindung zwischen der ersten »Angst« als Säugling und dem Unglück mit den Weingläsern – beides Glassplitter – her. Ich machte dem Patienten die Ursache seines Waschzwangs bewusst. Was dabei sehr wichtig war: Indem ich ihn die neurotisierenden Ereignisse im Hypnosezustand noch einmal erleben ließ, konnte er die Ursache seiner Angst selbst erkennen. Es gelang eine vollständige Heilung.

**!** Neurotisierungen können also sehr früh im Babyalter, aber auch bereits im Mutterleib und das ganze Leben lang entstehen. Sie sind eine unsichtbare »Zeitbombe«, bis sie irgendwann im Leben zum Ausbruch kommen.

Wie eine Neurotisierung ihren Anfang im Mutterleib nehmen kann, zeigt mein Beispiel, das ich bereits im Abschnitt »Gefahren negativer Suggestionen« (vgl. S. 36) geschildert habe: *Marion*, heute 14 Jahre alt, Adoptivkind herzensguter Eltern, präsentierte neben einem Aufmerksamkeitsdefizit-Syndrom (ADS) auch Leistungsschwäche in der Schule, Ängste und hatte selbst das Gefühl, sich nicht durchsetzen und behaupten zu können und zu dürfen.

**Aufmerksamkeitsdefizit-Syndrom**

Was sich primär im hypnoanalytischen Verfahren herauskristallisierte, ist der von mir so genannte »Frust im Mutterleib«. Im Rahmen meiner über 30-jährigen Erfahrungen mit Hypnoanalysen bin ich immer wieder auf schwerste Schädigungen, die im Mutterleib durch nicht verarbeitete Erlebnisreaktionen ihren Anfang genommen hatten, gestoßen. So auch hier. *Marion* berichtet mir, als wir in der Hypnoanalyse in die Zeit der Schwangerschaft ihrer leiblichen Mutter zurückgehen, drei Monate vor ihrer Geburt nehme sie einen Streit ihrer Mutter, den Eltern ihrer Mutter und ihrem leiblichen Va-

**Erlebnisse im Mutterleib**

ter wahr. Nahezu wörtlich kann sie die Vorwürfe ihrer Großeltern wiederholen: »Du weißt doch, dass du nicht das Kind behalten kannst und darfst, und jetzt bist du schon wieder schwanger, jetzt müssen wir das Kind wieder zur Adoption freigeben. Du weißt, dass wir das Kind nicht gebrauchen können und du es nicht ernähren kannst.«

Nachdem *Marion* in diesem vorgeburtlichen Erlebnis im Mutterleib auf die Ursache ihrer neurotischen Beschwerden gestoßen ist, fällt es ihr wie Schuppen von den Augen und sie weiß nun, warum sie so ein sonderbares Verhalten zeigte. Ihre Fehlhaltung besserte sich immer mehr und sie entwickelte sich zu einem normalen, gesunden Menschen.

An dieser Stelle möchte ich den ganz dringenden Hinweis an alle Frauen, die schwanger sind oder es werden wollen, wiederholen: Denken Sie immer daran, dass Ihr Kind im Mutterleib Streit und Auseinandersetzungen sowie schwere seelische Probleme mitbekommen und dadurch auch geschädigt werden kann! Dies ist eine Beobachtung, die ich seit Jahren bei derartigen Fällen immer wieder mache. Oft entwickeln sich auch aus den Erlebnissen, im Mutterleib der Mutter nicht helfen zu können, regelrechte Helfer-Syndrome, die diese Menschen dann ihr ganzes Leben lang plagen.

Ein weiterer schwerer Symptomenkomplex ist der von mir entdeckte und beschriebene »*Psychovirus nach Claus H. Bick*«. Hiermit meine ich nicht einen Virus im medizinischen Sinne. Ich habe da einen weitaus besseren Vergleich, nämlich den mit einem Computervirus.

**Wie ein Computer-virus**

Der Psychovirus kann sich in jedem, vor allem in jungen Menschen, im Unterbewusstsein festsetzen; Voraussetzung dafür ist eine nicht verstandene und nicht verarbeitete Erlebnisreaktion. Er kann eine Zeit lang versteckt bleiben und plötzlich, ähnlich wie ein Computervirus, verheerende Schäden im Verhalten und in der Reaktion des Betroffenen anrichten. So ist das unbegreifliche Verhalten, einem Verhandlungspartner oder Kontrahenten gegenüber völlig hilflos und untätig zu bleiben, oft erklärbar.

**Der Psychovirus ist ein Erfolgskiller, wie das folgende Beispiel beweist:**

*Herr A.* empfand sich als Verlierer und Versager. An sich hochintelligent, war für ihn logisch nicht nachvollziehbar, warum er sich nicht durchsetzen konnte. In ihm wuchs eine unheimliche Angst heran, mit der er schließlich zu mir kam. Was war geschehen? In der Hypnoanalyse fand ich das typische Horrorszenario eines Psychovirus, wie es mir aus meinen *Managercoachings* und -seminaren bekannt ist.

A. litt seit seiner Kindheit unter seinem herrschsüchtigen Vater. Dessen »stechende Augen« und »kalte Stimme«, verbunden mit seiner fast unmenschlichen Unnachgiebigkeit, zwangen A. immer wieder den Willen des Vaters auf. Eine Selbstentscheidung konnte der Patient nie erlernen. Und so haben sich bei ihm bereits in frühester Kindheit eine absolute Hörigkeit auf stechende Augen, Unerbittlichkeit und kalte Stimme – dem Vaterbild entsprechend – herausgebildet.

Wenn eines dieser Merkmale, erst recht, wenn alle drei in seinem späteren Leben auftraten, reagierte er wie der kleine Junge

*Erfolgsstatistik bei 52 Depressions-Patienten*

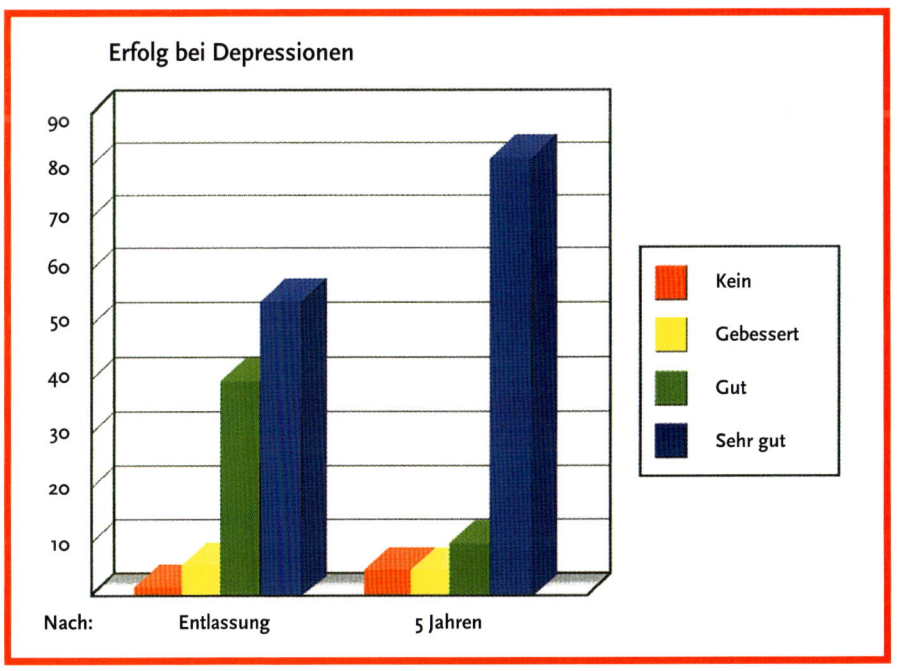

auf seinen Vater mit Hilflosigkeit. So kam es zu der undefinierbaren Angst und damit verbunden zu Fehlverhalten und Fehlhandlungen (Kurzschlusshandlungen). Erhebliche Schäden im privaten und kommerziellen Leben waren die Folgen. Nachdem *Herrn A.* die Ursachen seines Fehlverhaltens bewusst und mit positiv programmierender Hypnose aufgearbeitet waren, konnte er sich durchsetzen und behaupten, und es ging ihm gut.

Nachzutragen ist, dass ich im hypnoanalytischen Verfahren *Herrn A.* immer wieder mit dem Vater abrechnen ließ. Er musste seinen herrischen Vater zur Rechenschaft ziehen und ihm ständig die Meinung sagen (ausschimpfen). Denn für alle derartig korrigierenden Maßnahmen in solchen Fällen gilt die Regel: Für das Unterbewusstsein des Betroffenen spielt es keine Rolle, ob der Vater körperlich anwesend ist und zu welchem Zeitpunkt diese Abrechnung stattfindet, also ob zu Lebzeiten oder ob der Vater anwesend ist oder bereits tot. Denn es geht *allein um die Abrechnung mit der Vatergestalt.* Nur die Tatsache, dass die Durchsetzung stattgefunden hat, zählt für unser Unterbewusstsein.

So findet der Proband zu einer selbstbewussten und sicheren Persönlichkeit und kann sich im Leben behaupten und durchsetzen, weil es ja die Vatergestalt in diesem Sinne, wie beschrieben, jetzt für ihn nicht mehr gibt. So auch für *Herrn A.*, der sich seither zum erfolgreichen, selbstbewussten und sicheren Unternehmer entwickelt hat.

## Depressionen

Depressionen lassen sich, mit Ausnahme einer schweren endogenen Depression, meist mit einem vorausgehenden hypnoanalytischen Verfahren und einer positiv programmierenden Hypnose sehr erfolgreich behandeln.

## Ängste

**Lampenfieber**

Weitere Themen, die auch relativ häufig in der Hypnosetherapie auftauchen, sind Examensangst, Lampenfieber, Redeangst und Erröten. Bei all diesen Beschwerden ist Voraussetzung, durch ein hypnoanalytisches Verfahren ihrer Ursache auf den Grund zu gehen. Wenn die Ursachen aufgedeckt und dem Probanden bewusst gemacht sind, lässt sich mit der positiv programmierenden Hypnose die Behandlung dann erfolgreich abschließen.

Eine weitere, in unserer Zeit sehr aktuelle Angst ist die Flugangst – ein Thema, mit dem ich mich bereits seit meiner ersten Fernsehsendung 1986 im ZDF beschäftige. Hier ist für einen anhaltenden wirksamen Erfolg unbedingt ein hypnoanalytisches Verfahren angezeigt. Danach sollte eine positive Suggestionshypnose folgen.

**Flugangst**

> **Beispiel hierzu:**
>
> *Herr Z.*, selbst Pilot, litt unter Flugangst. Es handelte sich um einen besonders schwierigen Fall, denn er war auch Eigentümer eines Jets. Bei der Hypnoanalyse stellte sich heraus, dass er seit seiner frühesten Kindheit unter Ängsten und einem Einsamkeitsgefühl litt, das ihn im Verlauf häufiger Alleinflüge in seiner Maschine immer mehr beschlich. Mit Hilfe der Hypnoanalyse und der anschließenden positiven Suggestionshypnose konnte ich ihn vollkommen heilen.

## Mobbing

Das Thema Mobbing macht in letzter Zeit sehr viel von sich reden. Auch hier hat sich die Hypnoanalyse, kombiniert mit der positiven Suggestionshypnose, bestens bewährt. So ist es mir in mehreren Fällen gelungen, den Gemobbten nicht nur die Ängste zu nehmen, sondern sie auch in ihrer Persönlichkeit so zu stärken, dass die Mobber von einst dem Gemobbten von einst mit Vorsicht begegnen. Zu diesem Thema habe ich im Münchner Presseclub 1998 eine Pressekonferenz abgehalten.

**Gestärkte Persönlichkeit**

## Süchte

Bei Süchten verspricht die Hypnosetherapie nur dann Erfolg, wenn der Proband, d.h. der Süchtige selbst echte Einsicht zeigt. Er darf nicht nur mit frommen Sprüchen wie »Ich will ja gern …« argumentieren und behandelt werden wollen, sondern er muss sich sofort von allen Suchtmitteln verabschieden. Bei Zigaretten- und Alkoholmissbrauch hat sich im günstigsten Falle die von mir weiterentwickelte Aversionsmethode bewährt.

**Einsicht muss sein**

**Aversionsmethode**

## Schlafstörungen

Schlafstörungen, gleich welcher Art (Schlaflosigkeit, Einschlaf- und Durchschlafstörungen), können sehr erfolgreich mit Hypnose angegangen werden. Hier empfiehlt sich im Normalfall die positive Suggestionshypnose. Gegebenenfalls muss aber auf ein hypnoanalytisches Verfahren zurückgegriffen werden, wie der nachfolgende Fall zeigt:

---

**Fallbeispiel zu Schlafstörungen:**

Eine ehemalige Chefsekretärin der Deutschen Rektorenkonferenz litt unter ganz erheblichen Schlafstörungen und suchte nach einem kompetenten Hypnosearzt. Ihre Auswahlmöglichkeiten waren natürlich unendlich groß, denn von ihrer Position aus konnte sie mit jeder deutschen Universität und deren Medizinischen Fakultäten Kontakt aufnehmen und sich erkundigen. Schließlich entschloss sie sich zu einer Hypnosebehandlung bei mir. Dass ich es nicht mit einer gewöhnlichen Schlafstörung zu tun hatte, merkte ich bald. So entschloss ich mich, vor der positiven Suggestionstherapie ein hypnoanalytisches Verfahren voranzustellen.

Das Ergebnis bestätigte meine Bedenken: Sie sah sich als kleines Kind an Diphtherie mit drohenden Erstickungsphänomenen erkrankt in ihrem Bettchen liegen. Die Erstickungsangst war so groß, dass sie befürchtete, einzuschlafen und im Schlaf womöglich zu ersticken. So blieb bei dieser Traumatisierung die Assoziation »Einschlafen = Ersticken = Sterben«, ein Gedankengang, der sich im Laufe der Zeit in ihrem Unterbewusstsein immer mehr fixierte und sich schließlich in Schlafstörungen äußerte. Nachdem sie die Ursache ihrer Beschwerden aufgearbeitet hatte, konnten mit einer positiven Suggestionshypnose die Schlafstörungen völlig zum Verschwinden gebracht werden.

---

## Schmerz und Zahnmedizin

Die Hypnose ist seit über 100 Jahren traditionell mit der Schmerzbekämpfung verbunden. Meist ist der Schmerz ein Alarmsignal des Körpers. Dies trifft besonders für den akuten Schmerz zu, der unmittelbar und heftig auftritt, wie beispielsweise der Stich mit einer Nadel oder plötzliche Zahnschmerzen. Der Schmerz ist eine Bewusstseinserscheinung, die sich sowohl von der *körperlichen* Seite her (also mit

**Plötzliche Zahnschmerzen**

Pillen, Spritzen etc.) als auch von der *psychischen* (wie z. B. mit der Hypnose) beeinflussen lässt. Er ist ein Phänomen, das lokalisiert erlebt wird.

Ein weiteres Phänomen des Schmerzes ist seine bemerkenswerte Eigenschaft, sehr variabel zu sein. Nicht nur unter verschiedenen Menschen, die jeweils die gleiche Einwirkung z.B. auf ihre Haut erfahren, ist das Schmerzerlebnis ganz unterschiedlich, sondern es ist auch bei ein und demselben Menschen in verschiedenen Situationen unterschiedlich stark. Jeder kennt die Beobachtung, dass heftiges Zahnweh vergeht, wenn man im Wartezimmer des Zahnarztes sitzt. Da wird das Schmerzerlebnis seelisch so abgeändert, dass es kein Schmerz mehr ist.

**Variabilität des Schmerzes**

**Wartezimmer-Effekt**

Diese Tatsache ermutigt dazu, die Modifizierbarkeit (Veränderlichkeit) des Schmerzes im Hypnosezustand voll zur Anwendung zu bringen. Jeder weiß, dass die Hypnose zur Schmerzbekämpfung heute beim Zahnarzt erfolgreich eingesetzt werden kann. Ich selbst habe hierzu zwei Lehrbücher geschrieben.

Außer dem akuten Schmerz gibt es den chronischen, den sich langsam entwickelnden und langsam verlaufenden Schmerz. Ein Beispiel hierzu sind die ewig quälenden Rheumaschmerzen.

**Rheuma**

> Chronische Schmerzen sind oft psychisch überlagert, d. h. neben dem eigentlichen Schmerz, der auf einer Gewebeschädigung beruht, gibt es noch einen seelischen Schmerz. Dieser hat entweder direkt mit der Erkrankung zu tun, wie z. B. eine durch ein langes Leiden bedingte Depression; es kann aber beim Schmerzpatienten zugleich noch eine völlig andere Ursache mit ins Schmerzerlebnis hineinspielen. In diesem Falle empfiehlt sich wieder, ein hypnoanalytisches Verfahren der eigentlichen Schmerzbehandlung vorausgehen zu lassen.

Grundsätzlich kann man sagen: Der größte Teil aller körperlichen Schmerzen des Menschen lässt sich im Hypnosezustand positiv beeinflussen. Der einfachste Weg, eine Körperregion unempfindlich zu machen, ist die Suggestion, dass z.B. die entsprechende Körperregion, die man zuvor mit einem Markierungsstift abgegrenzt hat, innerhalb dieser Abgrenzung völlig unempfindlich ist. Diese Suggestion kann man noch verstärken mit der Erklärung: »Dieses abgegrenzte Gebiet ist vollkommen taub, pelzig, wie dies auch in der Zahnmedizin gemacht wird. Man kann hier stechen, schneiden – Sie nehmen weder einen Stich noch einen Schmerz wahr.«

**Schmerz ausgegrenzt**

Diese Schmerzunempfindlichkeit lässt sich zusätzlich zeitlich und auch posthypnotisch bestimmen und begrenzen. So heißt es etwa bei

**Migräne**   Migräne, dass »sich die Verkrampfungen in Kopf und Gehirn lösen, sich der Gefäßtonus normalisiert und das Druck- und Spannungsgefühl im Kopf, der Kopfschmerz restlos verschwinden und nicht wieder auftreten«. Nach diesem Muster sind viele chronische Schmerzen gut angehbar.

# Kontraindikationen für die Hypnosetherapie

Nicht angezeigt ist die Hypnose bzw. Hypnoanalyse
- bei somatischen Erkrankungen, die dringend einer konservativen Behandlung bedürfen,
- für Patienten mit offensichtlich mangelnder Bereitschaft zur Therapie,
- bei hochgradigen Intelligenzdefekten und für abgebaute Alkoholiker wie auch Zerebralsklerotiker und schwerbeschädigte Drogenabhängige,
- im Fall von religiösen Bedenken.

Dies gilt natürlich auch für die Selbsthypnose.

# Eine Zusammenfassung wichtiger Neuentdeckungen des Verfassers für eine erfolgreiche Hypnosetherapie

- Hypnosepotenzial,
- gezielte Steuerung von Medikamenten an einen bestimmten erkrankten Ort im Körper,
- Interaktion (Zusammenwirken) von Psychopharmaka und Hypnose,
- Erbinformationen,
- Psychovirus,
- Hypnose-Block-System nach *C. H. Bick,*
- Bick'sches Mentales Autogenes Training mit Visualisationsteil,
- Ausmerzung selbstzerstörerischer Zellen bei Autoimmunerkrankungen durch Hypnose,
- Beeinflussung der Melatonin-Ausschüttung durch Hypnose,
- Gefahr verneinender Begriffe im Hypnosezustand.

# Nichtmedizinische Anwendung des Hypnosezustands

In der Kosmetik lassen sich durch Hypnose eine glatte Haut und ein schöner Busen erzielen. In der Persönlichkeitsentwicklung kann man Geschäftsleute und Manager in ihrer Kreativität, in ihrer Intuition, Konzentration, Gedächtnisleistung, aber auch in Imagination und Visualisierung im Hypnosezustand trainieren.

**Kosmetik**

So kam, wie schon geschildert (vgl. S. 40), ein junger Techniker zu mir. Er war als Verkaufsfahrer einer Heizungsfirma tätig. Durch intensives *Coaching* in Hypnose konnten wir seinem größten Wunsch entsprechen: Er hatte mir eine Anzeige einer großen Tageszeitung mitgebracht, in der ein Generalrepräsentant für einen amerikanischen Multikonzern in Europa gesucht wurde. Diesen Job ersehnte er heiß.

**Coaching in Hypnose**

Durch intensive positive Suggestionshypnose, kombiniert mit Visualisierungen, gelang es ihm tatsächlich, unter 60 Bewerbern in den USA die gewünschte Position zu bekommen. Mittlerweile ist er sehr erfolgreich und genießt in dieser Firma großes Ansehen.

Mit dem gleichen Verfahren helfe ich Examenskandidaten zum erfolgreichen Abschluss, sei es Abitur oder ein Staatsexamen oder eine Steuerprüfung als Steuerberater oder die Habilitation.

Im Bereich des Managements lassen sich mit Hypnose bzw. Hypnoanalyse und positiver Suggestionshypnose, kombiniert mit Visualisierungen, exzellente Ziele erreichen, sei es das Aufrücken in eine höhere Position im Management oder sogar die Fusion zweier großer Unternehmen mit einigen tausend Mitarbeitern.

**Ziele im Management**

Wir befinden uns heutzutage im Managementbereich nicht mehr in der Zeit des »Produktmanagements«, sondern in der Zeit des »Beziehungsmanagements«. Das bedeutet: Früher war die Qualität des Produkts gefragt, heute dagegen liegt es in der Hand des Anbieters, wie gut er verkauft, d. h. wie qualifiziert der Anbieter in seinem Bereich ist. – Selbst Angsthasen können dank Hypnose noch Karriere machen.

**Beziehungsmanagement**

---

**Beispiel für Hypnose im Sport:**

*Herr N.* kam dank Hypnose zu Olympia! *N.*, ein bekannter Diskuswerfer, wurde von seinem Trainer zu mir zum Hypnosetraining gebracht. Der Proband erhielt, wie alle anderen Sportler, auf seine Sportart zugeschnittene Suggestionen. Zusätzlich sollte er sich – ähnlich wie in Japan beim Zen-Bogenschießen – in der Vorstellung üben, er, das Wurfgerät und das Ziel seien eins. Schon nach den ersten Sitzungen warf er den Diskus weiter, wie mir sein Trainer berichtete. Er verbesserte seine Leistungen unter Hypnose so erheblich, dass er in die Olympiamannschaft aufgenommen wurde.

**Fallschirm-springen**

Aber auch die Gebiete Fallschirmspringen und Raumfahrt dürfen hier nicht unerwähnt bleiben. Die meisten tödlich endenden Absprünge mit dem Fallschirm sind darauf zurückzuführen, dass vergessen wurde, die Reißleine zu ziehen – oder die Springer ziehen diese zu spät. Durch Hypnosetraining ist es möglich, auf gewisse Handgriffe beim Fallschirmspringen – insbesondere auf das rechtzeitige Ziehen der Reißleine – lebensrettend hinzuwirken. Durch Visualisierung des Erlebens des Abspringvorgangs bis zum Ziehen der Reißleine ist der Springer auf automatisches Ziehen zum richtigen Moment in der Hypnose programmiert. Er hat also eine unbewusste absolute Sicherheit.

**Erbrechen bei Schwere-losigkeit**

Die am meisten gefürchtete Astronautenkrankheit beim Eintritt in die Schwerelosigkeit ist das Erbrechen (bzw. die Tatsache, dass man sich des Erbrechens nicht erwehren kann). Eine junge Astronauten-Anwärterin aus den USA ließ sich in Hypnose von mir u. a. auch auf den Eintritt in die Schwerelosigkeit trainieren. Nach Abschluss des Hypnosetrainings stellte sie sich in Paris ihrer Prüfung. Man ließ eine Caravelle aufsteigen. Nachdem die Maschine eine bestimmte Höhe erreicht hatte, brachte der Pilot die Maschine plötzlich zum Sturzflug und damit für kurze Momente in die so genannte Schwerelosigkeit. Die junge Frau bestand ihre Prüfung mit Bravour; sie hatte keinerlei Beschwerden.

## *Die Gefahr verneinender Begriff im Hypnosezustand*

Es war während meiner Seminare für »Sport in der Hypnose« in den USA, als ich meine eigenen Beobachtungen bestätigt fand, dass man im Hypnosezustand den Probanden Begriffe der Verneinung wie »kein«, »nicht« usw. niemals geben sollte, diese in der Hypnose also absolut zu vermeiden sind. Dies gilt in erhöhtem Maß für die Selbsthypnose.

Wenn in irgendeiner Weise eine Suggestion stattfindet wie etwa »Ich habe keine Angst«, dann bleibt nur *Angst* im Unterbewusstsein haften, »keine« kann das Unterbewusstsein in diesem Falle nicht registrieren. So kann man sich vorstellen – und das ist auch so –: Bei einer solchen kontraindizierten Suggestionsform bekommt der Proband noch mehr Angst als vorher (denn wir haben ihm ja Angst suggeriert bzw. bei der Selbsthypnose hat er dies selbst getan).

## Hypnose in der Kunst

Auch in der Kunst hat die Hypnose ihren festen Platz, und das schon seit 1904, nachdem *Rachmaninoff*, wie ebenfalls bereits erwähnt, sein Zweites Klavierkonzert in c-Moll dank Hypnose geschrieben hatte. Diese Tradition setzt sich in allen Kunstarten bis zum heutigen Tag fort. Ob in der Malerei, in der darstellenden Kunst, im Schauspiel oder in der Musik – überall.

---

**Beispiel:**

Eines Tages kam eine mittlerweile bekannte Musicalsängerin und Schauspielerin zu mir und erklärte mir, ihre Gesangslehrerin habe ihr erklärt, um einen höheren Ton zu erreichen, müsse sie kopfig denken und die Schultern locker lassen. Außerdem habe sie auch etwas Probleme mit Lampenfieber.

Um diese Probleme zu lösen, unterzog sie sich einer Hypnosebehandlung und ich gab ihr die Suggestionen: »Kopfig denken, Schultern locker, Text ist in Lied und Dialog und Schrittkombination fest verankert. Dazu absolute Souveränität in jeder Situation und sie freue sich auf ihr Publikum.« Das Ergebnis war frappierend; sie konnte plötzlich kopfig mit ganz hohen Tönen singen, ihre Sicherheit auf der Bühne steigerte sich und das Lampenfieber war verschwunden.

---

## Wahrheitsfindung durch Hypnose

Ein interessantes Gebiet für die Hypnose liegt in der Wahrheitsfindung in der Kriminalität. Ich möchte hierauf jedoch in diesem Buch nicht näher eingehen, sondern mich mit einem für alle bestimmt interessanteren Thema, der Traumanalyse im Hypnosezustand und im hypnoanalytischen Verfahren, beschäftigen.

**Kriminalität**

## Der wiederbelebte Traum im Hypnosezustand

Für einen Hypnotisierenden ist es eine kleine Delikatesse, einen fast ganz vergessenen Traum im hypnoanalytischen Verfahren beim Probanden vollständig reproduzieren und den tatsächlichen Sinn seiner Aussage von ihm entsprechend interpretieren zu lassen. Nach meinen Erfahrungen musste ich hierbei feststellen, dass die sonst üblichen Traumbücher zum größten Teil schöne Wunsch- und Märchenbücher sind.

*Traumbücher*

Der interpretierte Traum im Hypnosezustand sieht ganz anders aus. Hier findet der Proband (Träumer) den reellen Bezug zu seiner Wirklichkeitsproblematik und er kann sie im erhöhten Bewusstseinszustand der Hypnose klar erkennen und verstehen. Gegebenenfalls lässt sich auch ein Traum, der durch Wachwerden unterbrochen wurde, im Hypnosezustand fort- und zu Ende führen.

**Beispiel:**

*Herr K.* hatte in seinem Geschäftsleben ganz schwere Probleme. Und so sah er im Traum, wie er am Schluss eine Böschung hinunterstürzte. Seine eigene Deutung im Hypnosezustand dazu: Er wurde aus einem finanziellen Fiasko gerettet und fand Gelegenheit, einen neuen Anfang zu machen. Dies ist auch eingetreten.

Wie man also sieht, ist das Unterbewusstsein unserem Tagesbewusstsein weit voraus und schickt seine Erkenntnis verschlüsselt in Träumen zu uns. Allerdings ist hierbei die richtige Deutung sehr wichtig.

## In jedem Menschen zwei Informationsschienen

*Reinkarnation und Erbinformation*

Jeder Mensch hat zwei Informationsschienen: Einmal die der Reinkarnation und einmal die der Geninformation (Erbinformation). In der Hypnoanalyse unterscheiden wir demzufolge die Reproduktionen der erbinformativen und die der reinkarnativen Schiene. Gegenstand dieses Buches soll nicht die reinkarnative Seite und ihre Forschung sein, sondern die erbinformative Reproduktion.

Spätestens seit meinen Forschungsergebnissen und der Zwillings-
forschung, die vom Saarländischen Fernsehen ausgestrahlt wurden, und meinen Veröffentlichungen in der Zeitschrift »Raum
und Zeit« Nr. 58 (1992) ist bekannt, dass jeder Mensch die geistigen Vorfahren-Informationen, also die der Eltern, Großeltern, Ur-
großeltern usw., in sich trägt und diese in Hypnose abrufbar sind.
Natürlich kann dies bei Vaterschaftsnachweisen sehr interessant
sein.

Auf diesem Wege habe ich übrigens auch im Auftrag eines hier nicht
Genannten erfahren, wo sich die verschwundene Achte (Unvollen-
dete) Symphonie von *Schubert* befindet.

# Selbsthypnose, Bick'sches Mentales Autogenes Training

Bevor wir uns in diese Materie einarbeiten, ist anzumerken, dass ganz bestimmte Vorsorge- und Vorsichtsmaßnahmen, die ich noch weiter beschreiben werde, bei der Selbsthypnose unabdingbar sind. Die Wichtigkeit gebietet mir, diesen Punkt in diesem Selbsthilfeteil dem Übenden noch einmal mit allen vorsorglichen Maßnahmen vertraut zu machen.

Niemand kennt seine eigene Hypnotisierbarkeit. Deshalb sollte jeder so vorgehen und sich so verhalten, als ob er in einen sehr intensiven Hypnosezustand kommen würde.

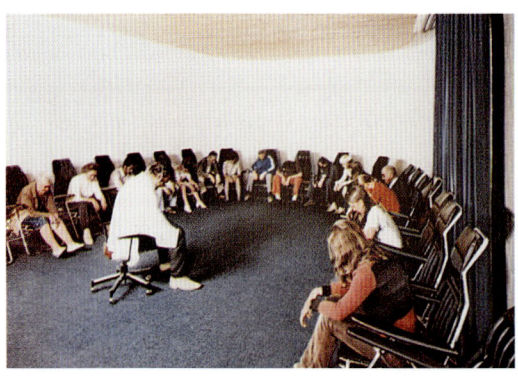

*Der Autor in einer Bick'schen Mentalen Autogenen Trainingsrunde*

Über das *Bick'sche* Mentale Autogene Training (BMAT) kann man sich so weit trainieren, dass man mit Abschluss einer Übung mit der unumgänglichen BMAT-Rücknahme auch eine leichte Selbsthypnose aufheben kann. Die einfache Formel lautet: »Jetzt nehme ich alle meine Übungen wieder zurück, und alle Organe arbeiten harmonisch zusammen wie beim gesunden Menschen.« Dann die Arme kräftig durchstrecken, ebenso die Beine, Kopf zurück, Augen auf. Die zusätzliche Formulierung »Alle Organe arbeiten harmonisch zusammen wie beim gesunden, nervenstarken Menschen« stellt einen Schutz vor gelegentlich auftretenden Kopfschmerzen nach einem Hypnosezustand dar.

Nach intensiverem Lernen von Selbsthypnose empfiehlt sich die verstärkt in der Hypnose eingesetzte Formel: »Ich zähle jetzt bis drei, dann bin ich wieder bei vollkommen normalem Bewusstseinszustand und alle Organe arbeiten harmonisch zusammen wie beim gesunden, nervenstarken Menschen.« Es wird gezählt: »Eins: tief einatmen – zwei: nochmal tief einatmen und die Arme fest durchdrücken – und drei: Kopf zurück, Augen auf, vollkommen normaler Bewusstseinszustand« (vgl. S. ##). Die letztere Formel ist vor allen

Dingen für die Übenden gedacht, die es bereits zu einem intensiver veränderten Bewusstseinszustand gebracht haben.

Nach der Rücknahmeformel soll der Übende aufstehen, ein paar Schritte laufen und noch mal die körperliche und geistige Sicherheit überprüfen. Falls er Unsicherheitsgefühle empfindet, also nicht ganz bei normalem Tagesbewusstsein ist, sollte er auf jeden Fall die komplette Rücknahmeformel, gegebenenfalls auch ein drittes Mal, wiederholen.

*Sich selbst überprüfen*

**!** Der hypnoide Bewusstseinszustand, der noch bestehen könnte, zeigt sich z.B. in außergewöhnlichen Erlebnis- und Erscheinungsbildern. Bezugsstörungen zur Wirklichkeit (die Umwelt nicht richtig sehen, hören oder fühlen) sind immer ein Hinweis darauf, dass der hypnoide Zustand nicht vollständig aufgelöst ist. Weiter können Kontaktschwierigkeiten mit dem Fußboden und Schwindelgefühle (verunsicherter Gang) und eine irreal erscheinende Umgebung ein Hinweis darauf sein, dass etwas nicht stimmt. Sollte nach mehrmaligen Selbstaufhebungsversuchen ein Normalzustand nicht eintreten, ist auf jeden Fall ein in Hypnose ausgebildeter Arzt zu konsultieren.

Selbsthypnose kann bei unsachgemäßer Behandlung sehr gefährlich werden. *Frau Dr. I.*, Oberärztin und Schülerin des Vaters des autogenen Trainings, *I. H. Schultz*, vergaß eine sach- und fachgerechte Rücknahme ihrer Übung während eines Trainings im Nachtdienst. Die Folge war ein über Monate anhaltendes ganz schweres Bein, das sie schwer behinderte und das ich im Hypnosezustand zurücknehmen musste. Selbsthypnose ist also kein Kinderspiel!

*Potenziell gefährlich*

## Richtige positive Suggestion

Die verneinende Suggestion habe ich bereits im Abschnitt über Hypnose und Sport besprochen (vgl. S. 99). Was für die Hypnose gilt, trifft auch für die Selbsthypnose zu, obwohl ich immer wieder in Büchern lese, dass es Autoren gibt, die dies nicht für wichtig halten. Umso mehr halte ich es für meine Pflicht, hier vor Leichtfertigkeiten zu warnen. Die verneinenden Suggestionen im veränderten Bewusstseinszustand, egal welcher Art, sind gefährlich und können für den Übenden schwere Krankheitssymptome nach sich ziehen. Verneinungen sind: nicht, nein, kein, niemals …

*Warnung vor Leichtfertigkeit*

### Die Negativ-positiv-Liste

**Antonym** Um eine positive Suggestion erfolgreich in Gang zu setzen, bedarf es eines treffenden Gegensatzwortes (Antonym) zum bisherigen beeinträchtigenden negativen Symptom. Aus meiner langjährigen Forschungsarbeit weiß ich, dass jeder Mensch für negative Begriffe andere positive Gegensatzworte empfindet. So habe ich bei einem Seminar verschiedene Probanden erlebt, die zu dem Wort »Angst« unterschiedliche Gegensatzworte benannten. Jeder hatte seine eigene Vorstellung zum Gegenteil der Angst. Sie nannten Mut, Gottvertrauen, Selbstvertrauen etc. Ich nenne dies die Negativ-positiv-Liste.

**Nur drei Begriffe** Erfahrungsgemäß können dies bei einer Selbstsuggestionsserie nur drei negative Begriffe sein und dementsprechend auch nur drei positive Gegenbegriffe, damit sie in der Realität wirksam werden. Es bedarf einer längeren Folge von täglichen Selbsthypnosen, bis sich zumindest eine erhebliche Besserung der Symptomatik abzeichnet. Erst mit Verschwinden der ersten drei Symptome können die nächsten drei Probleme in Angriff genommen werden. Man merke sich: Die Fee hat uns nur drei Wünsche überlassen. Es werden also drei negative Symptome oder Eigenschaften auf die linke Seite geschrieben und auf die rechte Seite die drei positiven Gegenstücke.

## Übungsanleitung zum Bick'schen Mentalen Autogenen Training (BMAT)

Dank meiner vielfachen Ostasien-Aufenthalte, z.B. auch bei meinem Freund *Dhamasarro*, dem Chef der Thai Medical School in Bangkok, konnte ich mich zusätzlich zu meinen eigenen Erfahrungen mit vielen weiteren Entspannungstechniken vertraut machen und so meine Kenntnisse erweitern. Mit dem von mir entwickelten BMAT habe ich mich daher in allen denkbaren Übungshaltungen vom bisherigen Schema sehr distanziert.

**Kutscher-haltung** Die gesamte Übung muss in der Kutscherhaltung ausgeführt werden, d. h. der Proband muss gerade sitzen und die Beine so weit auseinander stellen, dass die Unterarme auf den Oberschenkeln bequem liegen und die Hände frei in der Luft und leicht beweglich hängen. Bevor der Übende in die Übung richtig hineingeht, sollte er sich noch einmal aufrichten und dann locker in sich zusammensinken, wie es früher die Fuhrleute taten, die über Land fuhren und deren Pferde den Weg schon aus Gewohnheit kannten. Sie ließen die Zügel locker in einer entspannten Haltung und überstanden sehr gut die langen Strapazen. So auch unser Übender.

> Der Übende soll bis zu dreimal die Formel »Mitdenken, mitfühlen, gelockert, gelöst, entspannt« wiederholen und danach eine kleine Pause machen. Alle nachfolgenden Übungen sollten einmal laut und deutlich ausgesprochen und anschließend sechs- bis sieben- mal in Gedanken wiederholt werden. Dabei ist ein intensives Mit- denken und Mitfühlen erforderlich. Jeder Übungsschritt sollte min- destens sechs Tage lang so oft wie möglich täglich geübt werden.

## 1. Übungsabschnitt

Die Fingerspitzen der rechten Hand fangen an und sind schwer, bleischwer, ziehen immer mehr nach unten. (Nach dem einmal laut Gesprochenen folgt die sechs- bis siebenmalige Wiederholung in Ge- danken.) Es geht weiter: Rechte Hand schwer, bleischwer *(Wieder- holung)*, rechter Arm schwer, bleischwer *(Wiederholung)*.
**Zusammenfassung**
Die Fingerspitzen der rechten Hand schwer, rechte Hand schwer, rechter Arm schwer, bleischwer, ganz schwer *(Wiederholung)*.
Muskulatur aufgelockert, Verkrampfungen gelöst *(Wiederholung)*.
Der gesamte Körper entspannt sich immer mehr, kommt immer mehr zur Ruhe *(Wiederholung)*.
**Es folgt jetzt die Rücknahmeformel**
Rücknahme mit der Formel: Jetzt hebe ich die Übung wieder auf. (Dies laut und deutlich sagen, gleichzeitig strecken Sie die Arme kräftig durch und schlagen die Augen auf.)

## 2. Übungsabschnitt

Wieder mit dem Gedanken eingeleitet: Mitdenken, mitfühlen, ge- lockert, gelöst, entspannt. Übungsabschnitt 2 ist Übungsabschnitt 1 von den Fingerspitzen der rechten Hand bis zum Arm der rechten Hand wie bereits gelernt und geübt, danach geht es unmittelbar wei- ter (jetzt linke Hand): Fingerspitzen der linken Hand fangen an und sind schwer, bleischwer, ziehen immer mehr nach unten (alles wie im ersten Übungsabschnitt, also auch nach dem einmal laut Gespro- chenen folgt die sechs- bis siebenmalige *Wiederholung in Gedanken*). Es geht weiter: Linke Hand schwer, bleischwer *(Wiederholung)*, linker Arm schwer, bleischwer *(Wiederholung)*.

**Zusammenfassung**

Wie folgt: Fingerspitzen, Hände, Arme schwer, bleischwer *(Wieder-holung)*.

Danach geht es weiter mit dem Text wie in der ersten Übung: Muskulatur aufgelockert, Verkrampfung gelöst *(Wiederholung)*.

Der ganze Körper entspannt sich immer mehr, kommt immer mehr zur Ruhe *(Wiederholung)*.

**Rücknahme**

Mit der Formel: Jetzt hebe ich die Übung wieder auf strecken Sie die Arme kräftig durch und schlagen die Augen auf.

## 3. Übungsabschnitt

Zu Übungsabschnitt 2 der linken und rechten Extremität (Finger, Hände, Arme) wird jetzt der ganze Körper angeschlossen. Mit der Formel: Der ganze Körper ist jetzt schwer, bleischwer *(Wiederholung)*. Danach geht die Übung wie bereits bei Übung 1 und 2 gelernt mit der Auflockerung der Muskulatur, Entspannung des ganzen Körpers weiter.

**Rücknahme**

## 4. Übungsabschnitt

Der linken und oberen Extremität und dem Körper folgen jetzt rechtes Bein und rechter Fuß. Die Übung beginnt wie bereits bisher gelernt mit den Fingerspitzen bis zum Körper Übungsabschnitt 4. Nach der Körperübung geht es weiter: Rechtes Bein, rechter Fuß schwer, bleischwer *(Wiederholung)*.

**Zusammenfassung**

Fingerspitzen, Hände, Arme, der ganze Körper, rechtes Bein, rechter Fuß schwer, bleischwer *(Wiederholung)*.

Danach erfolgt, wie bereits gelernt, die Auflockerung der Muskulatur und die Entspannung des ganzen Körpers und dann anschließend die **Rücknahme.**

## 5. Übungsabschnitt

Dem bisher Geübten wird jetzt noch das linke Bein und der linke Fuß hinzugefügt: Linkes Bein, linker Fuß schwer, bleischwer *(Wiederholung)*.

**Zusammenfassung des ganzen Körpers**
Fingerspitzen, Hände, Arme, der ganze Körper, die Beine, Füße schwer, bleischwer *(Wiederholung)*.
Hierauf wieder Auflockerung der Muskulatur, Entspannung des ganzen Körpers wie bereits vielfach geübt.
**Rücknahme**

## 6. Übungsabschnitt

Er besteht aus den bisher durchgeführten Körperübungen, diesen werden jetzt weitere Formeln angefügt: Der ganze Körper entspannt sich immer mehr und mehr, kommt immer mehr zur Ruhe *(Wiederholung)*. Nach dieser Formel: Die Gedanken steigen auf und ziehen dahin wie Wolken am Abendhimmel. Ich kümmere mich um nichts *(Wiederholung)*.
Ruhe und Gelassenheit stellen sich ein *(Wiederholung)*.

## 7. Übung, die Atemübungen

Die Atemübungen werden jetzt den bisher durchgeführten Übungen angeschlossen. Sie beginnen mit: Meine Atmung ist ganz ruhig und tief *(Wiederholung)*.
Jetzt folgen die eigentlichen Atemübungen: Hierbei atmen wir jetzt dreimal hintereinander ganz langsam durch die Nase tief ein (zählen dabei in Gedanken bis drei), lassen den Atem dabei langsam an der Wirbelsäule hinabgleiten bis tief ins Becken hinein und versuchen das auch zu fühlen und zu erfahren. Die Ausatmung ist noch langsamer (wir zählen in Gedanken bis sieben); sie findet jedes Mal nach der Einatmung sofort, aus dem Becken heraus, an der Wirbelsäule entlang aus der Nase wieder ihre Rückleitung; die Ausatmung ist also unwillkürlich nach der Einatmung.
Die Atemübung sollte mindestens drei Atemzüge beinhalten.
An die Atemübungen ist unmittelbar die Formel: Ruhe ist in mir, ich bin die Ruhe selbst anzufügen *(Wiederholung)*.

## Die Identifikation mit der Ruhe

Formel zur Einleitung der Übung: Ich bin die Ruhe selbst, die Ruhe ist in mir und um mich herum und ich betrachte jetzt die Ruhe *(Wiederholung)*.

Danach erfolgt die Betrachtung eines selbsterwählten Ruhebildes. Hierbei ist der Übende aufgefordert sich mit einem von ihm erwählten Ruhebild für ungefähr drei bis fünf Minuten visuell zu identifizieren.

Ergänzende Erklärung hierzu: Der Trainierende hat sich vor der Visualisationsübung ein Ruhebild ausgedacht, d. h. ein Bild, das ihn sehr stark beruhigt. Das kann z.B. ein Erlebnis in der Natur sein wie etwa eine große, weite grüne Wiese (an die er sich schon lange gerne erinnert) oder ein ruhiger See, aber auch ganz einfach irgendein beruhigendes Motiv. Nach dieser drei- bis fünfminütigen Betrachtung, also Visualisation eines Ruhebildes ist der erste Hauptteil des Bick'schen Mentalen Autogenen Trainings abgeschlossen und es kann die mittlerweile schon gut eingeübte **Rücknahme** stattfinden.

Die Formel dazu: Jetzt hebe ich die Übung wieder auf, die Arme kräftig durchstrecken, die Augen wieder auf, Kopf zurück.

Soweit das Grundkonzept zum BMAT. Diesem Basiskonzept können, nach Erlernen des Visualisierens, des intensiven Sehens eines Ruhebildes, wie im letzten Abschnitt des BMAT vorgestellt, zwei weitere Visualisationstechniken angeschlossen werden.

**Zwei weitere Visualisationstechniken**

Es folgt nach Abschluss des Visualisierens des Ruhebildes nicht die Rücknahme, sondern es wird ein Schnitt gemacht wie z.B. im Kinofilm, wenn der Betrachter plötzlich ein anderes Bild sieht. Hier wird seitens des geübten Visualisierenden der eigene Gegenstand seines Bedarfs oder das notwendige Geschehen in seinem Vollzug, d. h. in der erwarteten Wirklichkeit als Bild oder Szene, eingeblendet und visualisiert.

Zum *Verfahren 1*, dem für reine persönlichkeitsverbessernde Maßnahmen, mangelndes Selbstbewusstsein: So könnte das erste visualisierte Bild bei mangelndem Selbstbewusstsein eine selbstbewusste sichere Persönlichkeit sein, mit der sich der Visualisierende identifiziert. Beim Üben soll er sich nicht nur in dieser Person sehen, er soll sie auch leben und erleben, insbesondere in den Situationen, in denen er bisher versagte.

**Das Bild einer sicheren Persönlichkeit**

Im Verlauf solcher längerer Übungen übernimmt das Unterbewusstsein die neu produzierten Informationen einer selbstbewussten und sicheren Persönlichkeit und setzt sie bei gegebenen Situationen in die Wirklichkeit um. Ein Erfolg ist bei richtiger Handhabung, Konsequenz und Fleiß im Training vorprogrammiert. So viel zum ersten und einfachen Verfahren.

*Vorgehen 2* ist etwas komplizierter. Sie sollen hier grundsätzlich zwei bildhaft anschauliche Vorgänge vom Negativen ins Positive entwickeln (Szenenwechsel). In der ersten Szene sollten Sie zunächst die negative Szene einer Beeinträchtigung betrachten (z.B. Erröten), uns zwar nur ganz kurz, zwei bis drei Sekunden lang. Dann machen Sie im Sehen einen Schnitt (wie beim Filmschnitt) und sagen sich: Die Lebenssituation hat sich geändert.

Szenen-
wechsel
negativ–
positiv

Nach dem Schnitt sehen Sie nun die positive Szene, also die Entwicklung ins Positive. Sie sehen sich z.B. als kleiner Junge in einer Kneipe, wie ihr angetrunkener Vater Sie im Kreise seiner Saufkumpane lächerlich macht und Sie rot anlaufen (diese Betrachtung nur maximal zwei bis drei Sekunden). Es folgt der bekannte Filmschnitt. Sie sagen zu sich: Die Lebenssituation hat sich geändert. Nach dem Schnitt sehen Sie nun die positive Szene, also die Entwicklung ins Positive. Sie sehen sich als erwachsene, selbstbewusste Persönlichkeit, die sich in jeder Hinsicht durchsetzen und behaupten kann und sich erst recht nichts gefallen lässt.

Geänderte
Lebens-
situation

Sie sind im Gegensatz zur ersten Szene – als Sie mit rot angelaufenem Gesicht schweigend dastanden – in der zweiten Szene vollkommen selbstbewusst und sicher, fühlen sich in Form eines erfolgreichen Siegers und visualisieren dies. Sie sind jetzt ein erwachsener, selbstbewusster Mann, in der Lage, den Vater in einer Form zurechtzuweisen, dass nicht mehr Sie der Blamierte sind, sondern, wenn schon, dann der Vater.

> Ihr Unterbewusstsein registriert im Laufe der Zeit, d.h. bei reichlichem Üben, dass die Lebenssituation sich geändert hat und dass Sie niemand mehr in Verlegenheit bringen kann. Das positive Vorstellungsbild, d.h. diese Visualisation, müssen Sie mindesten fünf Minuten intensiv betrachten und auf sich einwirken lassen, und das selbstverständlich viele, viele Male.

Im Verfahren 1 und Verfahren 2 des BMAT verwirklicht sich der *Dr.-Malz-Effekt*, der besagt, dass positive Informationen, die auf diese Weise in die rechte Hemisphäre einfließen, als bereits erlebt und im Gehirn vorhanden akzeptiert und integriert werden.

Damit, liebe Leserinnen und Leser, sind Sie am Ende meiner sicherlich interessanten, aber in diesem kleinen Ratgeber freilich nur sehr gedrängt dargestellten Ausführungen über Hypnose und Hypnosetherapie angelangt. Mich als Hypnosearzt und Autor würde es natürlich freuen, wenn ich Sie ab sofort zu den Anhängern der in vielen Fällen so segensreichen Behandlunsmethode zählen könnte. Kontaktadresse: ESMH Office, Postfach 200730, 80007 München Tel.: 0 89/55 59 84 oder Tel. und Fax 0 89/8 20 65 71

# Energie tanken am Arbeitsplatz

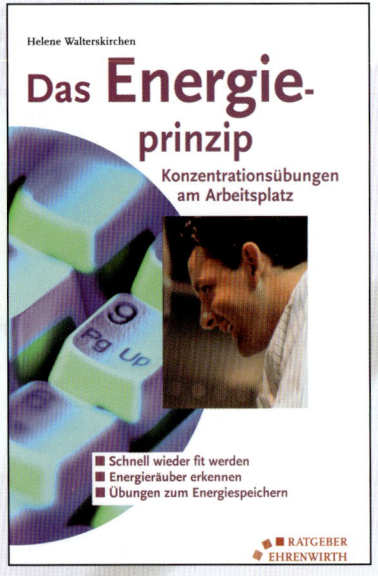

**Helene Walterskirchen**
**Das Energieprinzip**
**Konzentrationsübungen am Arbeitsplatz**
96 Seiten

*Die Anforderungen im täglichen Berufsleben sind enorm. Daher ist es wichtig zu wissen, wie man auch noch in Stresssituationen Energie frei machen kann, was man tun muss, um schnell wieder Energie aufzuladen, wo am Arbeitsplatz Energieräuber sind und wie man sich vor ihnen schützen kann. Ein wichtiger Ratgeber für jeden Berufstätigen und alle aktiven Menschen.*

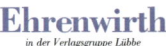
in der Verlagsgruppe Lübbe